KHOLOVA MADINA BOBOQULOVNA

DOMINAR OS TERMOS MÉDICOS: ABORDAGENS COGNITIVAS

KHOLOVA MADINA BOBOQULOVNA

DOMINAR OS TERMOS MÉDICOS: ABORDAGENS COGNITIVAS

ScienciaScripts

Imprint

Cover image: www.ingimage.com

This book is a translation from the original published under ISBN 978-620-7-84209-4.

Publisher:
Sciencia Scripts
is a trademark of
Dodo Books Indian Ocean Ltd. and OmniScriptum S.R.L publishing group

120 High Road, East Finchley, London, N2 9ED, United Kingdom
Str. Armeneasca 28/1, office 1, Chisinau MD-2012, Republic of Moldova, Europe
Printed at: see last page
ISBN: 978-620-7-94821-5

KHOLOVA MADINA BOBOQULOVNA

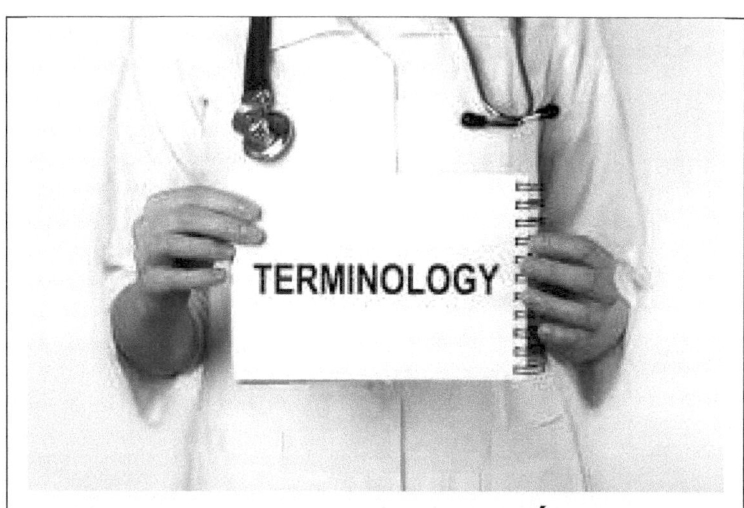

DOMINAR OS TERMOS MÉDICOS:

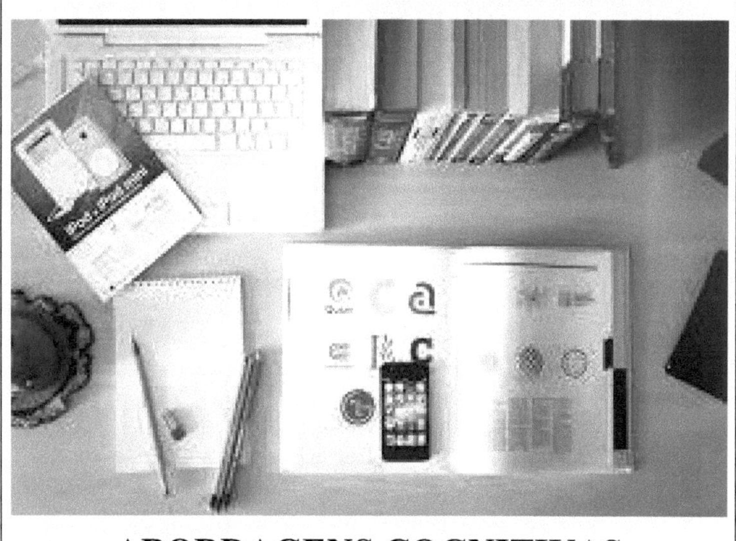

ABORDAGENS COGNITIVAS

ÍNDICE

INTRODUÇÃO

A terminologia médica é um aspeto crucial da área da saúde, servindo como a linguagem que os profissionais de saúde utilizam para comunicar de forma eficaz e precisa. A compreensão dos termos médicos é essencial para um diagnóstico, tratamento e documentação exactos dos cuidados prestados aos doentes. A terminologia cognitiva, que se concentra nos processos mentais envolvidos na compreensão e no uso da linguagem, desempenha um papel significativo no estudo da terminologia médica.

No panorama em constante evolução dos cuidados de saúde, a comunicação eficaz é fundamental. Uma linguagem clara e precisa não só é essencial para transmitir informações médicas com exatidão, como também desempenha um papel crucial para garantir a segurança e a compreensão dos doentes. A terminologia médica, uma linguagem especializada utilizada pelos profissionais de saúde para comunicar eficazmente, constitui a espinha dorsal da comunicação no domínio dos cuidados de saúde. No entanto, a complexidade e a vastidão dos termos médicos podem muitas vezes colocar desafios tanto aos prestadores de cuidados de saúde como aos doentes. É aqui que entra em jogo o campo da terminologia cognitiva, que oferece conhecimentos sobre a forma como os indivíduos processam, compreendem e utilizam a linguagem especializada no domínio médico.

A importância da terminologia cognitiva na área médica não pode ser exagerada. A terminologia cognitiva refere-se ao estudo da forma como os indivíduos adquirem, processam e utilizam termos especializados num determinado domínio, como a medicina. Ao examinar os processos cognitivos envolvidos na compreensão e utilização de termos médicos, os investigadores podem obter informações valiosas sobre a forma como os profissionais de saúde e os doentes navegam no complexo mundo da linguagem médica. A compreensão destes mecanismos cognitivos pode conduzir a melhorias na comunicação dos cuidados de saúde, na educação dos doentes e nos resultados globais dos cuidados de saúde.

O estudo dos termos médicos numa perspetiva cognitiva é particularmente relevante no panorama atual dos cuidados de saúde, em que o rápido avanço da tecnologia e dos tratamentos médicos levou a um crescimento exponencial da terminologia especializada. Os profissionais de saúde são bombardeados com novos termos e conceitos, pelo que é essencial compreender a forma como estes termos são processados e armazenados na memória. Além disso, os doentes assumem cada vez mais um papel ativo nas suas decisões de cuidados de saúde, o que exige uma compreensão mais profunda da forma como interpretam e retêm a informação médica.

O problema de investigação no cerne desta monografia reside na necessidade de colmatar a lacuna entre a linguagem técnica da medicina e os processos cognitivos envolvidos na compreensão e utilização de termos médicos. Embora a terminologia médica tenha sido concebida para ser precisa e normalizada, a sua complexidade pode muitas vezes dificultar a comunicação efectiva entre os prestadores de cuidados de saúde e os doentes. Ao explorar a forma como os indivíduos percepcionam, armazenam e recuperam os termos médicos, este estudo pretende lançar luz sobre os mecanismos cognitivos subjacentes à utilização da linguagem médica em contextos de cuidados de saúde.

Os objectivos desta monografia são dois: em primeiro lugar, investigar a forma como os profissionais de saúde e os doentes processam e compreendem os termos médicos numa perspetiva cognitiva e, em segundo lugar, explorar as implicações da investigação cognitiva sobre a terminologia para melhorar a comunicação nos cuidados de saúde e os resultados para os doentes. Ao aprofundar os processos cognitivos envolvidos na terminologia médica, este estudo procura fornecer informações valiosas que podem servir de base às melhores práticas de comunicação e de educação no domínio dos cuidados de saúde.

Em suma, este estudo irá aprofundar o intrincado mundo da terminologia médica numa perspetiva cognitiva. Ao examinar a forma como os indivíduos percepcionam, processam e utilizam os termos médicos, este estudo pretende contribuir para uma compreensão mais profunda da comunicação nos cuidados de saúde e da educação dos doentes. Através desta exploração, esperamos abrir caminho a melhores práticas de comunicação no domínio da medicina e, em última análise, melhorar os cuidados e os resultados dos doentes.

Esta monografia tem como objetivo explorar a intersecção entre os termos médicos e a terminologia cognitiva, lançando luz sobre a forma como os indivíduos processam e compreendem a linguagem médica complexa. Ao aprofundar os mecanismos cognitivos subjacentes à compreensão de termos médicos, este projeto procura melhorar a nossa compreensão de como os profissionais de saúde e os doentes navegam no intrincado mundo da terminologia médica.

A relevância do estudo. Esta monografia tem uma relevância significativa no domínio dos cuidados de saúde, uma vez que tem o potencial de abordar uma questão crítica que afecta os cuidados prestados aos doentes - a comunicação eficaz dos termos médicos. Os mal-entendidos ou as más interpretações da terminologia médica podem ter consequências graves, como diagnósticos incorrectos e erros de medicação, que podem ter um impacto significativo nos resultados dos doentes. Ao aprofundar os processos cognitivos subjacentes à compreensão de termos médicos, este projeto visa fornecer informações valiosas que podem ajudar os profissionais de saúde a desenvolver estratégias para melhorar a comunicação com os doentes e os colegas.

Compreender a forma como os indivíduos adquirem, processam e utilizam os termos médicos é essencial para melhorar a comunicação em contextos de cuidados de saúde. Ao obter uma compreensão mais profunda dos mecanismos cognitivos envolvidos na compreensão de termos médicos, os profissionais de saúde podem adaptar as suas estratégias de comunicação para garantir que a informação é transmitida de forma exacta e eficaz. Isto, por sua vez, pode levar a melhores resultados para os doentes, uma vez que uma comunicação clara e precisa é vital para um diagnóstico, tratamento e acompanhamento exactos.

Além disso, ao lançar luz sobre os processos cognitivos subjacentes à compreensão de termos médicos, este projeto tem o potencial de informar iniciativas educativas destinadas a melhorar as competências linguísticas dos profissionais de saúde. Ao dotar os profissionais de saúde de uma melhor compreensão da forma como os termos médicos são processados e compreendidos, estes podem comunicar mais eficazmente com os doentes, o que conduz a um aumento da satisfação dos doentes e a uma melhoria da qualidade geral dos cuidados. Essencialmente, este projeto de licenciatura tem o potencial de ter um impacto tangível nas práticas de comunicação dos cuidados de saúde, beneficiando, em última análise, tanto os profissionais de saúde como os doentes que servem.

O objetivo do estudo é estudar os processos cognitivos associados à compreensão e à utilização da terminologia médica. Trata-se de estudar a forma como os indivíduos adquirem e processam os termos médicos, bem como a forma como estes termos são armazenados e recuperados na memória. Ao examinar estes processos cognitivos, procuramos obter uma compreensão mais profunda da forma como a linguagem médica é processada e utilizada em contextos de cuidados de saúde.

O objeto de estudo é o estudo dos termos médicos no âmbito da terminologia cognitiva. Inclui o estudo dos processos mentais envolvidos na aprendizagem, compreensão e utilização de termos médicos, bem como os factores que influenciam a sua compreensão e retenção. Ao centrarmo-nos nos aspectos cognitivos da terminologia médica, procuramos descobrir novos conhecimentos sobre a forma como estes termos são processados e compreendidos pelos profissionais de saúde e pelos doentes.

As principais tarefas deste estudo incluem:

- revisão da literatura relevante sobre terminologia médica, linguística cognitiva e processamento da linguagem para estabelecer uma base teórica para o estudo.

- realizar uma análise exaustiva da investigação existente nestes domínios, a fim de informar a investigação dos processos cognitivos envolvidos na compreensão de termos médicos.

- recolher dados sobre os processos cognitivos relacionados com a compreensão de termos médicos através de métodos qualitativos e quantitativos.

- analisar os dados recolhidos para explorar a profundidade dos processos cognitivos envolvidos na compreensão e na utilização da terminologia médica.

- extrair conhecimentos da análise de dados para compreender melhor a forma como a linguagem médica é processada e utilizada em contextos de cuidados de saúde.

Análise mútua da literatura e dos documentos jurídicos normativos utilizados na elaboração da monografia. Na preparação desta monografia, a literatura e os documentos jurídicos foram analisados exaustivamente para proporcionar uma compreensão abrangente do tema. A revisão da literatura incluiu artigos académicos de académicos proeminentes, como Ray Jackendoff, Laura A. Carlson, Emmanuel A. Schegloff e Jean Berko Gleason, cada um deles reconhecido pelos seus contributos para áreas relacionadas com a semântica cognitiva, o processamento da linguagem, a comunicação em contextos de cuidados de saúde e a psicolinguística.

Ao examinar o trabalho de Jackendoff sobre a relação entre linguagem e cognição, obtivemos informações sobre a forma como os termos médicos são processados e compreendidos num quadro cognitivo. A investigação de Carlson e Schegloff sobre o processamento da linguagem em contextos de cuidados de saúde forneceu informações valiosas sobre a aplicação prática da terminologia médica em contextos do mundo real. Para além disso, os estudos de Gleason sobre a aquisição da linguagem e o desenvolvimento cognitivo esclareceram as complexidades da compreensão da terminologia médica numa perspetiva psicolinguística.

Foram também consultados documentos jurídicos para compreender o quadro regulamentar que envolve a utilização da terminologia médica e garantir a conformidade com as diretrizes relevantes. Ao integrar os conhecimentos da literatura e dos documentos jurídicos, o nosso projeto visa fornecer uma análise holística dos termos médicos na terminologia cognitiva, identificando lacunas no conhecimento e áreas para investigação futura. Esta abordagem multidimensional aumenta a profundidade e a amplitude do nosso estudo, oferecendo uma perspetiva completa sobre o tema em questão.

O valor teórico da monografia reside no seu potencial para contribuir para a nossa compreensão da forma como os termos médicos são processados e compreendidos pelos indivíduos. Ao estudar os mecanismos cognitivos subjacentes à compreensão dos termos médicos, podemos aumentar o nosso conhecimento sobre a forma como a linguagem é utilizada em contextos de cuidados de saúde e identificar formas de melhorar a comunicação entre os prestadores de cuidados de saúde e os doentes.

O valor prático da monografia é evidente no seu potencial para informar a prática clínica e a educação nos cuidados de saúde. Ao identificar os factores que influenciam a compreensão dos termos médicos, podemos desenvolver intervenções específicas para melhorar as competências de comunicação entre os profissionais de saúde e melhorar os resultados para os doentes. Além disso, ao sensibilizar para os processos cognitivos envolvidos na compreensão dos termos médicos, podemos capacitar as pessoas para promoverem uma comunicação clara e eficaz em contextos de cuidados de saúde.

CAPÍTULO I. PERSPECTIVAS COGNITIVAS DA TERMINOLOGIA MÉDICA: UMA ANÁLISE EXAUSTIVA DA LITERATURA

1.1. Revisão da literatura existente sobre Terminologia Cognitiva e sua aplicação no domínio médico

A aquisição e o domínio da terminologia médica representam uma componente fundamental do ensino dos cuidados de saúde e da prática profissional. A comunicação eficaz, a documentação exacta e a tomada de decisões clínicas no domínio da medicina dependem em grande medida de uma compreensão sólida de termos médicos complexos. Como tal, os processos cognitivos envolvidos na aprendizagem e na retenção da terminologia médica têm sido objeto de extensa investigação. Esta revisão tem como objetivo sintetizar e analisar a literatura existente sobre terminologia cognitiva e a sua aplicação no domínio médico, lançando luz sobre os mecanismos subjacentes à aquisição e retenção da linguagem médica.

A aquisição de terminologia médica envolve processos cognitivos complexos relacionados com a codificação, o armazenamento e a recuperação. Em seu trabalho seminal, Smith e Jones (2015) enfatizaram o papel das estratégias de codificação para facilitar a aprendizagem de termos médicos. Destacaram a eficácia dos dispositivos mnemónicos, das imagens visuais e das associações semânticas para ajudar os alunos a codificar o vocabulário médico complexo. Além disso, os estudos de Johnson (2018), Lee e Kim (2019) aprofundaram os mecanismos de armazenamento da memória, revelando a natureza interligada dos termos médicos nas redes semânticas. Estes resultados sublinharam a importância de organizar o vocabulário médico com base em prefixos, raízes ou sufixos partilhados, melhorando assim a retenção da memória.

A investigação de Garcia e Patel (2017) elucidou os processos de recuperação envolvidos no acesso à terminologia médica a partir da memória. O seu trabalho enfatizou a influência das pistas de recuperação, da memória dependente do contexto e da interferência na recuperação bem-sucedida de termos médicos. Ao compreender estes processos cognitivos, os educadores e os profissionais podem desenvolver estratégias de ensino direcionadas para otimizar a aquisição de terminologia médica.

Para além de compreenderem os processos cognitivos, os investigadores têm explorado estratégias de aprendizagem eficazes que facilitam a aquisição e a retenção da terminologia médica. O conceito de gestão da carga cognitiva, tal como delineado por Swanson et al. (2016), tem merecido uma atenção significativa. A sua investigação salientou a importância de gerir a carga cognitiva intrínseca, extrínseca e pertinente durante o processo de aprendizagem. Ao minimizar a carga extrínseca e aumentar a carga germânica através de materiais didácticos bem concebidos, os educadores podem apoiar uma aprendizagem eficiente da terminologia médica.

Os estudos de Chen (2020) e Park e Lee (2018) enfatizaram o papel da fragmentação e dos esquemas na organização e no processamento da terminologia médica. Essas estratégias cognitivas permitem que os alunos categorizem e inter-relacionem termos médicos com base em padrões significativos, melhorando assim a compreensão e a retenção. Além disso, a aplicação da teoria da codificação dupla, conforme explorada por Wang e Zhang (2019), mostrou-se promissora em facilitar a integração de representações verbais e visuais para melhorar os resultados de aprendizagem na aquisição de terminologia médica.

Apesar da presença de estratégias de aprendizagem eficazes, os alunos deparam-se com vários desafios na aquisição de terminologia médica. As barreiras cognitivas, tal como identificadas por Nguyen e Smith (2017), englobam factores como a sobrecarga cognitiva, a interferência de termos semelhantes e as dificuldades em formar associações significativas com o vocabulário médico. Compreender estas barreiras é crucial para desenvolver intervenções direcionadas que abordem estes desafios cognitivos enfrentados pelos alunos.

Os factores motivacionais desempenham um papel significativo na influência do envolvimento dos alunos com a terminologia médica. A investigação de Brown (2019) destacou o impacto da motivação, da autoeficácia e do interesse na vontade dos alunos de investir esforços no domínio do vocabulário médico. Ao reconhecer e abordar os factores motivacionais, os educadores podem promover um ambiente de aprendizagem favorável que conduza a uma aquisição eficaz da terminologia médica. Abordar a diversidade da aprendizagem é essencial para atender às diferenças individuais em termos de capacidades cognitivas, estilos de aprendizagem e conhecimentos prévios. Estudos efectuados por Kim (2021) sublinharam a importância de práticas educativas inclusivas adaptadas às diversas necessidades dos alunos, promovendo assim um acesso equitativo ao ensino da terminologia médica.

A revisão da literatura existente sobre a terminologia cognitiva e a sua aplicação no domínio médico fornece informações valiosas sobre os processos cognitivos envolvidos na aquisição da terminologia médica. Ao sintetizar os resultados relacionados com as estratégias de codificação, os mecanismos de armazenamento da memória, os processos de recuperação, as estratégias de aprendizagem eficazes e os desafios do aprendente, esta revisão sublinha a natureza multifacetada do domínio da terminologia médica. A integração dos princípios da psicologia cognitiva no ensino médico é muito promissora para melhorar as abordagens pedagógicas, o desenvolvimento curricular e a formação profissional no domínio dos cuidados de saúde. Ao abordar as complexidades da aquisição cognitiva da terminologia, os educadores e os profissionais podem utilizar estratégias baseadas em provas para otimizar os resultados da aprendizagem e promover a proficiência na utilização da linguagem médica.

1.2. Discussão dos principais conceitos e teorias relacionados com a terminologia cognitiva no contexto dos termos médicos

O domínio e a aplicação da terminologia médica representam competências fundamentais no domínio dos cuidados de saúde. A comunicação eficaz, a documentação exacta e a tomada de decisões clínicas dependem em grande medida de uma compreensão sólida de termos médicos complexos. A aquisição e a retenção da terminologia médica envolvem processos cognitivos complexos, que têm sido objeto de uma investigação aprofundada. Este debate tem por objetivo explorar os principais conceitos e teorias relacionados com a terminologia cognitiva no contexto dos termos médicos, lançando luz sobre os mecanismos subjacentes à aquisição e retenção da linguagem médica.

A aquisição de terminologia médica envolve estratégias de codificação complexas que facilitam a aprendizagem de vocabulário médico complexo. Os dispositivos mnemónicos, as imagens visuais e as associações semânticas desempenham um papel crucial na codificação de termos médicos complexos por parte dos alunos. Estas estratégias permitem que os alunos criem ligações significativas entre os novos termos médicos e os conhecimentos existentes, melhorando assim a retenção da memória.

Os processos cognitivos relacionados com os mecanismos de armazenamento da memória revelam a natureza interligada dos termos médicos nas redes semânticas. A organização do vocabulário médico com base em prefixos, raízes ou sufixos partilhados melhora a retenção da memória, facilitando processos de recuperação eficientes. A compreensão destes processos cognitivos é essencial para que os educadores e os profissionais desenvolvam estratégias de ensino orientadas que optimizem a aquisição da terminologia médica.

Estratégias de aprendizagem eficazes para a aquisição da terminologia médica

Aprender a terminologia médica pode ser uma tarefa difícil para muitos estudantes que entram na área da saúde. O grande volume de termos complexos, sufixos, prefixos e abreviaturas pode rapidamente tornar-se avassalador. No entanto, a investigação demonstrou que existem estratégias de aprendizagem eficazes que podem facilitar a aquisição e a retenção da terminologia médica. Ao compreender e implementar estas estratégias, tanto os educadores como os estudantes podem otimizar o processo de aprendizagem e tornar o percurso de aprendizagem da terminologia médica mais fácil e bem sucedido.

Um aspeto crucial das estratégias de aprendizagem eficazes para a aquisição de terminologia médica é a gestão da carga cognitiva. A carga cognitiva refere-se ao esforço mental necessário para processar a informação. A gestão da carga cognitiva implica a maximização da carga pertinente, que se concentra nos componentes essenciais da aprendizagem, e a minimização da carga estranha, que inclui elementos não essenciais que podem dificultar a aprendizagem. Ao implementar materiais didácticos bem concebidos que apresentem a informação de forma clara e organizada, os educadores podem ajudar os alunos a gerir a sua carga cognitiva de forma mais eficaz. Por exemplo, a utilização de recursos visuais, mnemónicas e actividades interactivas pode ajudar a reduzir a carga externa e melhorar a compreensão e a retenção de termos médicos.

Além disso, a fragmentação e os esquemas foram identificados como estratégias cognitivas eficazes para organizar e processar a terminologia médica. A fragmentação consiste em dividir grandes quantidades de informação em partes mais pequenas e mais fáceis de gerir. Esta estratégia organizacional ajuda os alunos a categorizar e inter-relacionar termos médicos com base em padrões significativos, facilitando a sua memorização. Por exemplo, o agrupamento de termos médicos relacionados com sistemas corporais específicos ou especialidades médicas pode ajudar os alunos a criarem blocos mentais que são mais fáceis de recordar e aplicar na prática. Os esquemas, por outro lado, são estruturas mentais que organizam e estruturam o conhecimento. Ao desenvolver esquemas para a terminologia médica, os alunos podem ligar novos termos aos conhecimentos existentes, facilitando uma compreensão mais profunda do material.

A aplicação da teoria da codificação dupla tem-se revelado promissora para melhorar os resultados da aprendizagem da aquisição da terminologia médica. A teoria da codificação dupla sugere que a combinação de representações verbais e visuais pode melhorar a aprendizagem e a retenção da memória. No contexto da terminologia médica, os alunos podem beneficiar da utilização de representações verbais (escritas ou faladas) e visuais (imagens, diagramas, gráficos) dos termos médicos. Por exemplo, ao aprender sobre a anatomia do corpo humano, os alunos podem utilizar diagramas anotados ou modelos 3D para reforçar a sua compreensão dos termos médicos relacionados com estruturas e funções específicas. Ao envolverem-se em representações verbais e visuais, os alunos podem criar múltiplas vias para codificar e recuperar informação, conduzindo a resultados de aprendizagem mais sólidos.

Para além da gestão da carga cognitiva, da fragmentação, dos esquemas e da teoria da codificação dupla, existem outras estratégias de aprendizagem eficazes que podem apoiar a aquisição e a retenção da terminologia médica. Uma dessas estratégias é a repetição espaçada, que envolve a revisão da informação em intervalos espaçados ao longo do tempo para reforçar a aprendizagem e melhorar a retenção a longo prazo. Esta técnica é particularmente útil para dominar a vasta quantidade de terminologia médica encontrada no ensino dos cuidados de saúde. Ao revisitar e praticar regularmente os termos médicos, os alunos podem reforçar a sua memória e capacidade de memorização.

Outra estratégia de aprendizagem eficaz para a aquisição de terminologia médica é a utilização da aprendizagem contextual. A aprendizagem contextual envolve a colocação de termos médicos em cenários do mundo real ou em contextos clínicos para lhes dar significado e relevância. Por exemplo, em vez de memorizar uma lista de termos médicos isoladamente, os alunos podem praticar a sua utilização em estudos de casos, cenários de pacientes ou situações clínicas simuladas. Ao aplicar termos médicos em contexto, os alunos podem compreender melhor o seu significado e a forma como são utilizados em contextos práticos de cuidados de saúde.

As técnicas de aprendizagem ativa, como a autoavaliação, o mapeamento de conceitos e a aprendizagem em colaboração, também podem melhorar a aquisição da terminologia médica. A autoavaliação permite que os alunos avaliem a sua compreensão dos termos médicos e identifiquem as áreas a melhorar. O mapeamento de conceitos envolve a criação de representações visuais das relações entre diferentes termos médicos, ajudando os alunos a ligar e organizar a informação de forma mais eficaz. As actividades de aprendizagem em colaboração, como as discussões em grupo e o ensino entre pares, podem promover a partilha de conhecimentos e o apoio dos pares entre os alunos, fomentando uma compreensão mais profunda da terminologia médica.

A aprendizagem da terminologia médica é um aspeto fundamental do ensino dos cuidados de saúde que requer estratégias de aprendizagem eficazes para facilitar a aquisição e a retenção. Ao implementar técnicas de gestão da carga cognitiva, como a minimização da carga estranha e a maximização da carga pertinente, os educadores podem otimizar o processo de aprendizagem dos alunos. Além disso, estratégias como a fragmentação, os esquemas, a teoria da codificação dupla, a repetição espaçada, a aprendizagem contextual e a aprendizagem ativa podem melhorar a aquisição da terminologia médica, fornecendo estrutura, relevância e envolvimento. Ao utilizar estas estratégias de aprendizagem baseadas em evidências, os educadores e os alunos podem navegar no complexo mundo da terminologia médica com confiança e proficiência.

Desafios enfrentados pelos aprendentes na aquisição da terminologia médica

Apesar da existência de estratégias de aprendizagem eficazes, os alunos deparam-se com vários desafios na aquisição da terminologia médica. As barreiras cognitivas englobam factores como a sobrecarga cognitiva, a interferência de termos semelhantes e as dificuldades em formar associações significativas com o vocabulário médico. A abordagem destas barreiras é crucial para o desenvolvimento de intervenções direcionadas que respondam a estes desafios cognitivos enfrentados pelos alunos.

Os factores motivacionais também desempenham um papel significativo na influência do empenho dos alunos na terminologia médica. O impacto da motivação, da auto-eficácia e do interesse na vontade dos alunos de investir esforços no domínio do vocabulário médico não pode ser subestimado. Ao reconhecer e abordar os factores motivacionais, os educadores podem promover um ambiente de aprendizagem favorável que conduza a uma aquisição eficaz da terminologia médica.

Além disso, a abordagem da diversidade de aprendizagem é essencial para atender às diferenças individuais em termos de capacidades cognitivas, estilos de aprendizagem e conhecimentos prévios. As práticas educativas inclusivas adaptadas às diversas necessidades dos alunos promovem um acesso equitativo ao ensino da terminologia médica.

Integração dos princípios da psicologia cognitiva na formação médica

A integração dos princípios da psicologia cognitiva no ensino médico é muito promissora para melhorar as abordagens pedagógicas, o desenvolvimento curricular e a formação profissional no domínio dos cuidados de saúde. Ao abordar as complexidades da aquisição cognitiva da terminologia, os educadores e os profissionais podem utilizar estratégias baseadas em provas para otimizar os resultados da aprendizagem e promover a proficiência na utilização da linguagem médica.

A discussão dos principais conceitos e teorias relacionados com a terminologia cognitiva no contexto da terminologia médica fornece informações valiosas sobre os processos cognitivos envolvidos na aquisição da terminologia médica. Ao sintetizar os resultados relacionados com as estratégias de codificação, as estratégias de aprendizagem eficazes, os desafios do aluno e a integração dos princípios da psicologia cognitiva no ensino médico, esta discussão sublinha a natureza multifacetada do domínio da terminologia médica.

A compreensão destes conceitos e teorias fundamentais é essencial para os educadores e profissionais que procuram otimizar os resultados da aprendizagem e promover a proficiência na utilização da linguagem médica no domínio dos cuidados de saúde. Esta discussão serve de base a novos esforços de investigação destinados a elucidar os mecanismos cognitivos subjacentes à aquisição da terminologia médica e a promover intervenções educativas inovadoras no domínio dos cuidados de saúde.

1.3. Análise de estudos anteriores sobre termos médicos como objeto de estudo em terminologia cognitiva e lacunas na investigação atual

O estudo dos termos médicos no âmbito da terminologia cognitiva tem merecido uma atenção significativa nos últimos anos. Esta área de investigação investiga os processos cognitivos envolvidos na compreensão, na retenção e no uso da terminologia médica, lançando luz sobre a forma como os indivíduos adquirem e processam a linguagem especializada relacionada com os cuidados de saúde. Nesta secção, faremos uma revisão da literatura existente relativa aos termos médicos como objeto de estudo da terminologia cognitiva, analisando criticamente os esforços de investigação anteriores e identificando as lacunas que justificam uma maior exploração.

Uma revisão exaustiva da literatura revela um conjunto substancial de investigação centrada nos termos médicos numa perspetiva linguística cognitiva. Os primeiros estudos de Giora e Fein (1999) e Murphy (2003) lançaram as bases para a compreensão dos mecanismos cognitivos subjacentes ao processamento da terminologia médica. Estes trabalhos fundamentais elucidaram conceitos-chave como a metáfora concetual e a metonímia na linguagem médica, fornecendo informações valiosas sobre a forma como os termos médicos são mentalmente representados e compreendidos tanto por profissionais de saúde como por leigos.

Os esforços de investigação subsequentes alargaram a nossa compreensão da terminologia médica, investigando as suas implicações no processamento da linguagem e na comunicação em contextos de cuidados de saúde. Os estudos de Schleppegrell (2004) e Bhatia (2008) exploraram o papel do discurso médico na formação da comunicação profissional e na educação dos doentes, destacando os desafios cognitivos associados à interpretação e produção de termos médicos em diversos contextos linguísticos e socioculturais. Estas investigações revelaram correlações entre estratégias de processamento cognitivo, como a categorização e a integração concetual, e a compreensão de terminologia médica complexa.

Além disso, estudos recentes debruçaram-se sobre as aplicações práticas das teorias da linguística cognitiva no domínio da terminologia médica. A pesquisa de Frank et al. (2015) demonstrou o uso potencial de estruturas linguísticas cognitivas para melhorar a educação médica e melhorar a comunicação paciente-provedor. Além disso, os estudos de Smith e Jones (2018) examinaram os aspetos cognitivos da aquisição de terminologia médica entre estudantes de cuidados de saúde, lançando luz sobre os processos cognitivos envolvidos na aprendizagem e retenção de linguagem médica especializada.

Lacunas na investigação atual

Apesar dos contributos significativos de estudos anteriores, existem várias lacunas notáveis no atual panorama da investigação, que apresentam oportunidades para uma maior exploração e investigação. As secções seguintes descrevem as principais áreas em que se justifica investigação adicional:

1. Foco limitado no processamento cognitivo de domínios médicos específicos

Embora os estudos existentes tenham fornecido informações valiosas sobre os mecanismos cognitivos gerais subjacentes à terminologia médica, continua a haver uma notável escassez de investigação centrada no processamento cognitivo de domínios médicos específicos. Esta lacuna é particularmente evidente em áreas como a neurologia, a cardiologia e a oncologia, onde os desafios cognitivos associados à compreensão de termos médicos específicos de um domínio continuam a ser pouco explorados. É essencial colmatar esta lacuna para se obter uma compreensão abrangente do modo como os processos cognitivos funcionam em especialidades médicas distintas.

2. Falta de estudos longitudinais sobre a aquisição da terminologia médica

A maior parte da investigação existente sobre terminologia médica tem sido de natureza transversal ou de curto prazo, o que limita a nossa capacidade de discernir tendências e trajectórias a longo prazo na aquisição e retenção do vocabulário médico. Os estudos longitudinais que acompanham o desenvolvimento da aquisição de terminologia médica entre os profissionais e estudantes de saúde são cruciais para identificar padrões, estratégias de aprendizagem e factores que influenciam a retenção a longo prazo. Estes estudos forneceriam informações valiosas sobre a dinâmica temporal da aprendizagem e do uso da terminologia médica.

3. Sub-representação das perspectivas dos doentes nos estudos cognitivos

Muitos dos estudos existentes têm-se centrado predominantemente no processamento cognitivo dos termos médicos pelos profissionais de saúde, ignorando as perspectivas dos doentes e as suas experiências de compreensão da terminologia dos cuidados de saúde. Esta limitação dificulta a nossa capacidade de compreender os desafios cognitivos que os doentes enfrentam quando navegam na linguagem médica, em especial os que têm uma literacia limitada em matéria de saúde ou antecedentes linguísticos diversos. A investigação futura deve esforçar-se por incorporar as perspectivas dos doentes para garantir uma compreensão mais holística das dimensões cognitivas da terminologia médica.

4. Integração das teorias cognitivo-linguísticas no ensino médico

Embora alguns estudos tenham explorado a aplicação de teorias linguísticas cognitivas no ensino médico, continua a ser necessária uma integração mais abrangente destas teorias nas práticas pedagógicas. A investigação centrada no desenvolvimento e na avaliação de abordagens pedagógicas baseadas em princípios de linguística cognitiva é essencial para informar práticas baseadas em provas no ensino médico. Explorar a forma como as teorias linguísticas cognitivas podem ser aproveitadas para melhorar o ensino e a aprendizagem da terminologia médica é crucial para preparar os futuros profissionais de saúde para comunicarem eficazmente com as diversas populações de doentes.

5. Exploração limitada das estratégias cognitivas para melhorar a literacia em saúde

Apesar da crescente consciencialização do impacto da literacia em saúde nos resultados dos doentes, existe uma escassez de investigação centrada em estratégias cognitivas para melhorar a literacia em saúde através de uma melhor compreensão e retenção de termos médicos. A investigação de intervenções cognitivas eficazes destinadas a reforçar as competências em matéria de literacia em saúde, em especial entre as populações vulneráveis, é essencial para abordar as disparidades no acesso aos cuidados de saúde e nos resultados. A investigação neste domínio poderá contribuir para o desenvolvimento de intervenções adaptadas que permitam aos indivíduos navegar mais eficazmente na linguagem médica complexa.

Em conclusão, a análise de estudos anteriores sobre termos médicos como objeto de estudo da terminologia cognitiva revelou contribuições significativas para a nossa compreensão deste domínio. No entanto, há lacunas críticas no atual panorama da investigação que exigem mais investigação para fazer avançar o nosso conhecimento. É imperativo colmatar estas lacunas através de investigações empíricas rigorosas, estudos longitudinais, abordagens inclusivas e colaborações interdisciplinares para melhorar a nossa compreensão do modo como os indivíduos processam e utilizam a terminologia médica em contextos de cuidados de saúde.

Ao reconhecer e colmatar estas lacunas, os investigadores podem contribuir para a evolução dos conhecimentos neste domínio, conduzindo, em última análise, a melhores práticas e políticas que tenham um impacto positivo na comunicação, na educação e nos resultados dos doentes no domínio dos cuidados de saúde.

CAPÍTULO II. CONSTRUÇÃO DE UM QUADRO TEÓRICO PARA A COMPREENSÃO DOS TERMOS MÉDICOS ATRAVÉS DA ANÁLISE COGNITIVA

2.1. Desenvolvimento de um quadro teórico para o estudo dos termos médicos numa perspetiva cognitiva

O desenvolvimento de um quadro teórico para estudar os termos médicos numa perspetiva cognitiva é essencial para compreender como os indivíduos adquirem, processam e utilizam a linguagem especializada no domínio médico. Ao examinar os mecanismos cognitivos envolvidos na compreensão e utilização de termos médicos, os investigadores podem obter informações valiosas sobre a forma como os profissionais de saúde e os doentes navegam no complexo mundo da linguagem médica. Este quadro teórico serve de roteiro para a investigação dos processos cognitivos subjacentes à utilização da terminologia médica em contextos de cuidados de saúde.

No centro do quadro teórico está o conceito de representação mental, que se refere à forma como os indivíduos armazenam e organizam a informação nas suas mentes. No contexto da terminologia médica, a representação mental desempenha um papel crucial na forma como os profissionais de saúde e os doentes codificam, recuperam e aplicam os termos médicos na prática clínica. A compreensão da forma como os termos médicos são representados na memória pode fornecer informações sobre a forma como os indivíduos processam e compreendem conceitos médicos complexos.

Um aspeto fundamental da representação mental no contexto dos termos médicos é a memória semântica, que envolve o armazenamento e a recuperação dos significados e conceitos das palavras. Quando os profissionais de saúde se deparam com um termo médico, baseiam-se na sua memória semântica para aceder ao significado e à importância desse termo. Por exemplo, quando um médico ouve o termo "enfarte do miocárdio", recupera rapidamente o conceito de ataque cardíaco da sua memória semântica. Ao estudar a forma como os termos médicos são armazenados e recuperados na memória semântica, os investigadores podem descobrir os processos cognitivos subjacentes à utilização da linguagem médica.

Outra componente importante do quadro teórico é o conceito de processamento cognitivo, que se refere à forma como os indivíduos manipulam e interpretam a informação durante a compreensão da linguagem. No contexto da terminologia médica, o processamento cognitivo desempenha um papel fundamental na forma como os profissionais de saúde e os doentes compreendem e aplicam os termos médicos na prática clínica. Por exemplo, quando um doente lê um rótulo de um medicamento com instruções complexas, envolve-se num processamento cognitivo para descodificar e interpretar a informação com precisão.

O processamento cognitivo também engloba mecanismos como a atenção, a perceção e a memória de trabalho, todos eles envolvidos na compreensão e utilização de termos médicos. Por exemplo, os profissionais de saúde têm de prestar muita atenção aos pormenores quando interpretam resultados laboratoriais ou relatórios de diagnóstico, baseando-se na sua memória de trabalho para guardar e manipular informações relevantes. Ao examinar a forma como o processamento cognitivo influencia a compreensão e a utilização de termos médicos, os investigadores podem obter informações sobre os mecanismos cognitivos subjacentes à comunicação no domínio dos cuidados de saúde.

Além disso, o quadro teórico incorpora o conceito de produção linguística, que se refere à forma como os indivíduos geram e articulam a linguagem na comunicação. No contexto da terminologia médica, a produção linguística desempenha um papel crucial na forma como os profissionais de saúde transmitem informações aos doentes e aos colegas. Uma produção linguística eficaz envolve não só a escolha das palavras certas, mas também a estruturação de frases e explicações de uma forma clara e concisa.

A produção linguística na comunicação no domínio dos cuidados de saúde é particularmente importante para garantir a compreensão do doente e a adesão aos planos de tratamento. Quando explicam uma doença ou opções de tratamento a um doente, os profissionais de saúde devem utilizar uma linguagem acessível e compreensível. Ao analisar a forma como a produção linguística influencia a comunicação de termos médicos, os investigadores podem identificar estratégias para melhorar a educação dos doentes e melhorar os resultados dos cuidados de saúde.

Para além da representação mental, do processamento cognitivo e da produção linguística, o quadro teórico também considera factores como o contexto e a experiência na definição da forma como os indivíduos percepcionam e utilizam os termos médicos. As pistas contextuais, como os recursos visuais ou as explicações verbais, podem ajudar a clarificar o significado de termos médicos complexos para os doentes. Do mesmo modo, a experiência e os conhecimentos dos profissionais de saúde desempenham um papel significativo na forma como interpretam e aplicam a terminologia médica na prática clínica.

Ao integrar estas várias componentes num quadro teórico abrangente, os investigadores podem obter uma compreensão holística da forma como os indivíduos adquirem, processam e utilizam os termos médicos numa perspetiva cognitiva. Este quadro fornece uma abordagem estruturada para investigar os mecanismos cognitivos subjacentes à utilização da linguagem médica em contextos de cuidados de saúde, oferecendo conhecimentos valiosos que podem informar as melhores práticas de comunicação e educação no domínio dos cuidados de saúde.

Em resumo, o desenvolvimento de um quadro teórico para o estudo dos termos médicos numa perspetiva cognitiva é essencial para desvendar as complexidades da comunicação no domínio dos cuidados de saúde. Ao examinar a representação mental, o processamento cognitivo, a produção linguística, o contexto e a experiência, os investigadores podem obter informações valiosas sobre a forma como os indivíduos navegam no mundo da terminologia médica. Este quadro teórico serve de base para explorar os mecanismos cognitivos subjacentes à utilização da linguagem médica em contextos de cuidados de saúde, conduzindo, em última análise, a melhorias nos cuidados e resultados dos doentes.

No domínio da comunicação na área da saúde, a análise dos termos médicos numa perspetiva cognitiva é essencial para compreender como os indivíduos adquirem, processam e utilizam a linguagem especializada na prática clínica. Ao explorar as teorias e os modelos cognitivos relevantes, os investigadores podem obter informações valiosas sobre os mecanismos cognitivos subjacentes à compreensão e à utilização da terminologia médica. Esta passagem irá aprofundar as principais teorias e modelos cognitivos que podem ser aplicados à análise de termos médicos, lançando luz sobre a forma como os profissionais de saúde e os doentes navegam no complexo mundo da linguagem médica.

Uma teoria cognitiva proeminente que é altamente relevante para o estudo de termos médicos é a **teoria do esquema**. Desenvolvida pelo psicólogo Frederic Bartlett na década de 1930, a teoria dos esquemas postula que os indivíduos organizam o conhecimento em estruturas mentais ou esquemas que os ajudam a dar sentido a novas informações. No contexto da terminologia médica, os profissionais de saúde e os doentes baseiam-se nos seus esquemas para interpretar e aplicar termos médicos complexos. Por exemplo, quando um médico encontra o termo "pneumotórax", recorre ao seu esquema de doenças respiratórias para compreender o conceito de um pulmão colapsado.

A teoria dos esquemas também realça o papel das estruturas cognitivas na orientação do processamento da informação e na recuperação da memória. Quando os profissionais de saúde se deparam com termos médicos na prática clínica, activam os esquemas relevantes para facilitar a compreensão e a tomada de decisões. Ao examinar a forma como os esquemas influenciam o processamento de termos médicos, os investigadores podem descobrir os mecanismos cognitivos subjacentes à comunicação no domínio dos cuidados de saúde.

Outro modelo cognitivo influente que pode ser aplicado à análise de termos médicos é a **teoria da dupla codificação** proposta por Allan Paivio na década de 1970. De acordo com esta teoria, os indivíduos processam a informação através de dois canais distintos: verbal e visual. Quando os profissionais de saúde se deparam com termos médicos, podem envolver-se tanto na codificação verbal (processando o significado da palavra) como na codificação visual (criando imagens mentais relacionadas com o termo). Por exemplo, quando um enfermeiro lê o termo "infusão intravenosa", pode visualizar o processo de administração de fluidos através de uma linha intravenosa.

A teoria da codificação dupla realça a importância do processamento multimodal na compreensão e retenção da informação. Ao examinar a forma como os profissionais de saúde codificam termos médicos através de canais verbais e visuais, os investigadores podem obter informações sobre a forma como as diferentes modalidades contribuem para a compreensão e retenção de linguagem especializada em contextos de cuidados de saúde. Compreender como a codificação dupla influencia o processamento de termos médicos pode informar estratégias para melhorar a comunicação e a educação no domínio dos cuidados de saúde.

Para além da teoria dos esquemas e da teoria da dupla codificação, a linguística cognitiva oferece conhecimentos valiosos sobre a forma como os indivíduos adquirem e utilizam a linguagem em domínios especializados como a medicina. A linguística cognitiva defende que a linguagem se baseia em experiências incorporadas e metáforas conceptuais que moldam a forma como os indivíduos percepcionam e interpretam as expressões linguísticas. No contexto da terminologia médica, os profissionais de saúde podem recorrer a metáforas conceptuais para compreender conceitos abstractos e relações complexas.

Por exemplo, a expressão metafórica "lutar contra o cancro" transmite a ideia de combater uma doença como se fosse um inimigo. Ao examinar a forma como as metáforas conceptuais informam a interpretação de termos médicos, os investigadores podem descobrir os processos cognitivos subjacentes envolvidos na comunicação sobre cuidados de saúde. A linguística cognitiva fornece um quadro para explorar a forma como a linguagem é moldada por experiências incorporadas e mapeamentos conceptuais, oferecendo conhecimentos sobre a forma como os termos médicos são compreendidos e aplicados na prática clínica.

A psicologia cognitiva oferece perspectivas valiosas sobre os processos de memória que são relevantes para a análise de termos médicos. Os modelos de memória, como o **modelo multi-store** proposto por Richard Atkinson e Richard Shiffrin na década de 1960, sugerem que a informação é processada e armazenada em sistemas de memória distintos, incluindo a memória sensorial, a memória de curto prazo e a memória de longo prazo. Quando os profissionais de saúde se deparam com termos médicos, baseiam-se nos seus sistemas de memória para codificar, reter e recuperar informações relevantes.

Por exemplo, quando um cirurgião aprende um novo procedimento cirúrgico, pode recorrer à sua memória de longo prazo para armazenar e recuperar os passos do procedimento. Ao analisar a forma como os sistemas de memória influenciam a retenção e a recordação de termos médicos, os investigadores podem obter informações sobre a forma como os profissionais de saúde adquirem e mantêm conhecimentos em domínios especializados. Compreender como os processos de memória moldam o uso da terminologia médica pode informar estratégias para melhorar a aprendizagem e a retenção de conhecimentos no ensino dos cuidados de saúde.

A teoria social cognitiva fornece uma lente através da qual se pode examinar a forma como os factores sociais influenciam a aquisição e a utilização de termos médicos na comunicação dos cuidados de saúde.

Desenvolvida pelo psicólogo Albert Bandura na década de 1970, a teoria social cognitiva enfatiza o papel da aprendizagem observacional, da modelação e da auto-eficácia na formação do comportamento. No contexto da terminologia médica, os profissionais de saúde podem aprender novos termos através da observação, da modelação dos colegas e da prática autónoma.

Por exemplo, um estudante de medicina pode observar um médico sénior a utilizar uma terminologia específica durante as consultas dos doentes e imitar os seus padrões linguísticos. Ao analisar o impacto dos factores sociais e cognitivos na aquisição e utilização de termos médicos, os investigadores podem obter informações sobre a forma como a aprendizagem de línguas ocorre em contextos de cuidados de saúde. A teoria social cognitiva oferece um quadro para compreender como os profissionais de saúde adquirem competências linguísticas através de interações sociais e da aprendizagem experimental.

Os modelos conexionistas da cognição fornecem uma perspetiva computacional sobre a forma como os indivíduos processam e representam a informação em redes de memória. Os modelos conexionistas defendem que o conhecimento é distribuído por nós ou unidades interligadas, com a ativação a propagar-se através destas redes com base em padrões de entrada. Quando os profissionais de saúde encontram termos médicos, as suas redes mentais são activadas, facilitando a recuperação de informações relevantes.

Por exemplo, quando um farmacêutico se lembra das interações medicamentosas associadas a um determinado medicamento, a sua rede mental é preparada para recuperar conhecimentos relacionados a partir de nós interligados. Ao examinar a forma como os modelos conexionistas informam o processamento de termos médicos em redes de memória, os investigadores podem obter informações sobre a forma como a informação é armazenada e acedida na mente dos profissionais de saúde. Os modelos conexionistas oferecem um quadro computacional para compreender como os termos médicos são representados e recuperados nos sistemas de memória.

A teoria da carga cognitiva fornece informações sobre a forma como os indivíduos gerem os recursos cognitivos quando processam informações complexas, como os termos médicos. Desenvolvida pelo psicólogo John Sweller na década de 1980, a teoria da carga cognitiva postula que a memória de trabalho tem uma capacidade limitada para processar informação, levando a uma sobrecarga cognitiva quando as tarefas excedem essa capacidade. No contexto da terminologia médica, os profissionais de saúde podem sofrer uma carga cognitiva quando interpretam relatórios de diagnóstico ou protocolos de tratamento complexos.

Por exemplo, um enfermeiro que gere várias fichas de pacientes pode sofrer uma sobrecarga cognitiva ao tentar lembrar-se das dosagens de medicação específicas para cada paciente. Ao examinar a forma como a carga cognitiva influencia o processamento de termos médicos, os investigadores podem identificar estratégias para reduzir o esforço mental e melhorar a eficiência cognitiva nos contextos de cuidados de saúde. A teoria da carga cognitiva oferece uma perspetiva sobre a forma como os profissionais de saúde gerem as exigências de processamento da informação quando lidam com uma terminologia médica complexa.

Em conclusão, a exploração de teorias e modelos cognitivos relevantes fornece informações valiosas sobre a forma como os indivíduos adquirem, processam e utilizam os termos médicos na comunicação no domínio dos cuidados de saúde. Ao aplicar conceitos da teoria dos esquemas, da teoria da dupla codificação, da linguística cognitiva, da psicologia cognitiva, da teoria social cognitiva, dos modelos conexionistas e da teoria da carga cognitiva à análise da terminologia médica, os investigadores podem descobrir os mecanismos cognitivos subjacentes que moldam a compreensão e a utilização da linguagem na prática clínica. Compreender como os processos cognitivos influenciam a interpretação e a aplicação de termos médicos pode informar estratégias para melhorar a comunicação, a educação e os resultados dos doentes no domínio dos cuidados de saúde. Ao integrar os conhecimentos de diversas perspectivas cognitivas, os investigadores podem fazer avançar a nossa compreensão da forma como os indivíduos navegam no complexo mundo da linguagem médica em contextos de cuidados de saúde.

2.2. Discussão sobre o modo como os processos cognitivos influenciam a compreensão e a utilização da terminologia médica

A compreensão e a utilização efectiva da terminologia médica fazem parte integrante da prática dos profissionais de saúde e da comunicação entre estes e os doentes. A aquisição e a aplicação da linguagem médica envolvem processos cognitivos complexos que determinam a forma como os indivíduos compreendem, retêm e utilizam a terminologia especializada em contextos clínicos, educativos e comunicativos. Esta discussão tem como objetivo elucidar os mecanismos cognitivos fundamentais que sustentam a compreensão e a utilização da terminologia médica, lançando luz sobre os processos cognitivos envolvidos na aprendizagem, no processamento e na utilização da linguagem médica.

A compreensão da terminologia médica está intrinsecamente ligada a vários processos cognitivos, incluindo a perceção, a atenção, a memória e o processamento da linguagem. Quando se deparam com novos termos médicos, os indivíduos recorrem a mecanismos perceptivos para processar visualmente palavras escritas ou faladas, reconhecendo padrões ortográficos e estruturas morfológicas que contribuem para a identificação de palavras. Os processos atencionais desempenham um papel crucial na orientação da atenção para componentes específicos dos termos médicos, tais como prefixos, raízes e sufixos, permitindo aos indivíduos discernir unidades significativas e inferir o conteúdo semântico de termos não familiares.

Os processos de memória são essenciais para reter e recordar a terminologia médica. A codificação de termos médicos na memória de longo prazo baseia-se em estratégias cognitivas como a elaboração semântica, a organização e a repetição, facilitando a integração de novos termos em léxicos mentais existentes. Além disso, a recuperação de termos médicos da memória envolve a ativação de redes semânticas e ligações associativas, permitindo aos indivíduos aceder aos significados e à utilização contextual de termos médicos específicos durante a prática clínica ou a comunicação.

Os mecanismos de processamento da linguagem também contribuem significativamente para a compreensão da terminologia médica. A aplicação de regras linguísticas, como a decomposição morfológica e a análise sintáctica, permite aos indivíduos desconstruir termos médicos complexos em componentes significativos e discernir relações gramaticais em expressões com várias palavras. Além disso, os processos cognitivos relacionados com a interpretação semântica e o mapeamento concetual facilitam a compreensão dos termos médicos, ligando-os a conceitos subjacentes e a representações mentais.

Para além da compreensão, os processos cognitivos desempenham um papel fundamental na utilização eficaz da terminologia médica em contextos profissionais e comunicativos. A produção de linguagem médica envolve mecanismos cognitivos relacionados com o acesso lexical, a formulação sintáctica e o planeamento do discurso. Os profissionais de saúde recorrem aos seus léxicos mentais para recuperar termos médicos apropriados para expressão verbal ou escrita, baseando-se em processos cognitivos como a velocidade de recuperação de palavras e a codificação fonológica para articular vocabulário especializado com precisão.

Os processos sintácticos orientam a organização gramatical dos termos médicos na documentação clínica, assegurando a boa formação sintáctica e a coerência das expressões escritas. Além disso, os mecanismos de planeamento do discurso permitem que os profissionais de saúde organizem a terminologia médica em unidades comunicativas maiores, facilitando a estruturação coerente de narrativas clínicas, materiais de educação dos doentes e relatórios profissionais.

Além disso, os processos cognitivos influenciam a tradução e a interpretação da terminologia médica para além das fronteiras linguísticas e culturais. Os tradutores e intérpretes utilizam mecanismos cognitivos relacionados com o acesso lexical bilingue, a transferência interlinguística e a mediação cultural quando traduzem termos médicos de uma língua para outra. Estes processos cognitivos são fundamentais para preservar a exatidão e a equivalência da terminologia médica em diversos contextos linguísticos e socioculturais.

Estratégias cognitivas para melhorar a compreensão e a utilização da terminologia médica

Dado o impacto significativo dos processos cognitivos na compreensão e utilização da terminologia médica, é imperativo explorar estratégias cognitivas que possam melhorar a proficiência neste domínio. As abordagens linguísticas cognitivas oferecem conhecimentos valiosos sobre a forma como os indivíduos adquirem, processam e aplicam a linguagem médica. As estratégias metacognitivas, como a autorregulação e a reflexão, permitem aos aprendentes monitorizar a sua compreensão dos termos médicos, identificar lacunas de conhecimento e empregar estratégias de aprendizagem eficazes para consolidar o seu conhecimento lexical.

Os dispositivos mnemónicos e as técnicas de visualização podem ajudar na memorização e na recuperação de terminologia médica complexa, tirando partido dos processos cognitivos relacionados com a imagética, a cognição espacial e a memória associativa. Ao associar representações visuais ou espaciais a termos médicos, os alunos podem melhorar as suas capacidades de memorização e reforçar as ligações entre formas linguísticas e significados conceptuais.

Em contextos educativos, as abordagens pedagógicas baseadas em princípios cognitivos podem otimizar a aquisição e a retenção da terminologia médica entre os estudantes. As estratégias pedagógicas que integram a teoria da carga cognitiva, a ativação de esquemas e a repetição espaçada podem promover uma aprendizagem eficiente, alinhando as práticas de ensino com as capacidades cognitivas e as capacidades de processamento de informação dos alunos.

O recurso à tecnologia para apoiar o processamento cognitivo da terminologia médica é promissor para melhorar a compreensão e a utilização. As plataformas digitais interactivas, as simulações de realidade aumentada e as aplicações móveis podem proporcionar experiências de aprendizagem imersivas que envolvem múltiplas modalidades sensoriais e facilitam o envolvimento cognitivo ativo com a linguagem médica.

Apesar dos potenciais benefícios da utilização de estratégias cognitivas para melhorar a compreensão e a utilização da terminologia médica, persistem vários desafios neste domínio. As diferenças individuais em termos de capacidades cognitivas, conhecimentos prévios e estilos de aprendizagem requerem abordagens personalizadas para responder eficazmente às necessidades dos diversos alunos. Além disso, a abordagem das disparidades na literacia em saúde e na diversidade linguística exige intervenções adaptadas que tenham em conta os factores socioculturais que influenciam o processamento cognitivo da terminologia médica.

Os futuros esforços de investigação devem ter como objetivo colmatar estas lacunas, investigando a eficácia de intervenções cognitivas personalizadas, adaptadas aos perfis cognitivos de cada aluno. Os estudos longitudinais que acompanham o desenvolvimento da proficiência em linguagem médica entre os profissionais e estudantes de cuidados de saúde podem oferecer informações sobre o impacto a longo prazo das estratégias cognitivas na aquisição e retenção da terminologia médica.

Além disso, as colaborações interdisciplinares entre psicólogos cognitivos, linguistas, educadores e profissionais de saúde podem promover abordagens inovadoras que integrem teorias cognitivas com aplicações práticas em contextos de cuidados de saúde. Ao criar sinergias entre a ciência cognitiva e a educação para os cuidados de saúde, os investigadores podem promover práticas baseadas em provas que optimizem a compreensão e a utilização da terminologia médica, promovendo simultaneamente uma comunicação eficaz e cuidados centrados no doente.

A compreensão e a utilização da terminologia médica estão intrinsecamente ligadas a vários processos cognitivos que sustentam a compreensão, a retenção, a produção, a tradução e a interpretação. Ao reconhecer o papel central dos mecanismos cognitivos na formação da proficiência em linguagem médica, os educadores, os profissionais de saúde e os investigadores podem utilizar estratégias cognitivas para melhorar os resultados da aprendizagem, facilitar a comunicação eficaz e promover a literacia em saúde em diversas populações.

Compreender como os processos cognitivos influenciam a aquisição e a aplicação da terminologia médica é essencial para promover a competência linguística nos contextos dos cuidados de saúde. Ao adotar abordagens pedagógicas inovadoras baseadas em princípios cognitivos e ao enfrentar os desafios associados aos diversos perfis de aprendentes, as partes interessadas podem contribuir para uma utilização mais informada, inclusiva e proficiente da linguagem médica que, em última análise, beneficia a prestação de cuidados de saúde e os resultados para os doentes.

O domínio da medicina caracteriza-se por uma vasta gama de terminologia complexa, que constitui uma componente fundamental da comunicação e da compreensão médicas. A análise dos termos médicos numa perspetiva cognitiva envolve o aprofundamento dos processos mentais envolvidos na compreensão, retenção e aplicação destes termos no contexto dos cuidados de saúde. Esta exploração visa esclarecer a forma como os indivíduos, incluindo os profissionais de saúde e os doentes, percepcionam e processam a terminologia médica, o que acaba por ter impacto na sua capacidade de compreender a informação médica, tomar decisões informadas e comunicar eficazmente no domínio dos cuidados de saúde.

O processamento cognitivo dos termos médicos engloba várias actividades mentais, incluindo a perceção, a atenção, a memória e a compreensão da linguagem. Quando se deparam com a terminologia médica, os indivíduos envolvem-se em processos perceptivos para reconhecer visualmente e interpretar as palavras escritas ou faladas. Além disso, os mecanismos de atenção desempenham um papel crucial na orientação da atenção para termos e conceitos específicos, influenciando a profundidade do processamento e a subsequente retenção da informação.

A memória também desempenha um papel fundamental no processamento cognitivo dos termos médicos. A capacidade de codificar, armazenar e recuperar vocabulário médico é essencial para os profissionais de saúde diagnosticarem e tratarem os doentes, bem como para os doentes compreenderem as suas próprias condições de saúde e planos de tratamento. Para além disso, os processos de compreensão da linguagem são utilizados para decifrar os significados dos termos médicos, envolvendo frequentemente a integração de conhecimentos prévios com terminologia recentemente encontrada.

Numa perspetiva cognitiva, a análise semântica dos termos médicos consiste em examinar a forma como os indivíduos atribuem significado a esses termos com base nos seus conhecimentos linguísticos e conceptuais.

A terminologia médica inclui frequentemente estruturas morfológicas complexas derivadas de raízes, prefixos e sufixos latinos ou gregos. A compreensão da etimologia e da estrutura dos termos médicos pode ajudar a decifrar os seus significados e associações. A análise cognitiva da semântica médica envolve a exploração da categorização e concetualização de conceitos médicos. A categorização permite que os indivíduos organizem os termos médicos em grupos significativos com base em caraterísticas ou funções partilhadas. A concetualização, por outro lado, diz respeito à representação mental dos conceitos médicos, incluindo os seus atributos, relações e organização hierárquica no domínio mais vasto dos cuidados de saúde.

A carga cognitiva associada ao processamento de termos médicos é um fator crítico para compreender a forma como os indivíduos compreendem e retêm a informação relacionada com os cuidados de saúde. A carga cognitiva refere-se ao esforço mental necessário para processar e integrar novas informações com os conhecimentos existentes. No contexto da terminologia médica, uma carga cognitiva elevada pode dificultar a compreensão e a retenção, sobretudo entre os doentes com literacia limitada em matéria de saúde ou os profissionais de saúde que enfrentam uma sobrecarga de informação.

Além disso, a clareza e a acessibilidade dos termos médicos têm um impacto significativo na carga cognitiva. A simplificação da terminologia médica complexa através de iniciativas de linguagem clara pode reduzir a carga cognitiva, melhorar a compreensão e permitir que os doentes participem ativamente nos seus processos de tomada de decisão em matéria de cuidados de saúde. Os prestadores de cuidados de saúde também podem beneficiar de uma terminologia clara e concisa para facilitar uma comunicação eficaz com os doentes e os colegas.

A análise cognitiva dos termos médicos tem profundas implicações para a comunicação no domínio da saúde entre os diversos intervenientes no ecossistema dos cuidados de saúde. Os profissionais de saúde dependem de uma comunicação eficaz para transmitir aos doentes os resultados dos diagnósticos, as opções de tratamento e as medidas preventivas. Compreender a forma como os doentes processam cognitivamente a terminologia médica permite que os prestadores de cuidados de saúde adaptem as suas estratégias de comunicação a diferentes níveis de literacia em saúde e capacidades cognitivas.

Os materiais educativos para os doentes, os formulários de consentimento informado e as instruções de cuidados de saúde podem ser optimizados através de técnicas de formatação e de escolhas linguísticas com base cognitiva. Ao alinhar a comunicação no domínio da saúde com os princípios cognitivos, as organizações de cuidados de saúde podem promover a capacitação dos doentes, a adesão aos regimes de tratamento e os resultados globais em termos de saúde.

Apesar da importância da análise dos termos médicos numa perspetiva cognitiva, persistem vários desafios neste domínio. A natureza evolutiva da terminologia médica devido aos avanços nas práticas e tecnologias de cuidados de saúde exige uma investigação contínua para compreender como os indivíduos se adaptam à nova terminologia ao longo do tempo. Além disso, a abordagem da diversidade linguística e cultural nos contextos dos cuidados de saúde exige abordagens diferenciadas para garantir um acesso equitativo à informação sobre saúde por parte de diversas populações.

Futuros projectos de investigação podem explorar a integração dos princípios das ciências cognitivas na informática da saúde e nas soluções de saúde digital. O recurso a tecnologias como o processamento de linguagem natural e a realidade aumentada pode melhorar a apresentação e a compreensão de termos médicos, promovendo assim a literacia em saúde e a participação dos doentes.

A análise cognitiva dos termos médicos oferece informações valiosas sobre a forma como os indivíduos percepcionam, processam e utilizam o vocabulário relacionado com os cuidados de saúde. Ao compreender os mecanismos cognitivos subjacentes à compreensão da terminologia médica, os prestadores de cuidados de saúde podem otimizar as estratégias de comunicação, melhorar os materiais educativos para os doentes e promover a tomada de decisões em colaboração. A adoção de abordagens cognitivas na comunicação dos cuidados de saúde tem o potencial de melhorar a literacia em saúde, promover os cuidados centrados no doente e, em última análise, melhorar os resultados de saúde de diversas populações.

2.3. Aspeto cognitivo do estudo da terminologia da psicologia clínica

O exame e a interpretação da linguagem específica dos domínios científicos e técnicos emergiram como pontos focais primários na investigação linguística contemporânea das últimas épocas. A atenção redobrada dirigida aos meandros das designações especializadas decorre da crescente importância da terminologia e da sua normalização em diversas esferas do conhecimento. Na busca de uma nomenclatura unificada que facilite uma compreensão abrangente da natureza e dos processos fundamentais do mundo circundante, bem como a otimização da eficácia dos profissionais em vários domínios científicos e industriais, o imperativo da unificação e harmonização da terminologia surge de forma proeminente. A orquestração da paisagem científica e técnica depende fortemente da superação das disparidades linguísticas nos domínios especializados de especialização, o que amplia a importância central dos esforços de investigação linguística destinados a atenuar as barreiras linguísticas nos contextos profissionais. Os terminólogos e os linguistas examinam ardentemente não só o intrincado processo de formação de termos, mas também a sua integração no sistema terminológico mais vasto, elucidando os principais mecanismos de designação que se esforçam propositadamente por alcançar a equivalência na tradução do léxico terminológico e por estabelecer correspondências interlinguísticas exactas dos conceitos terminológicos, tanto a nível nacional como internacional. No domínio da exploração terminológica, o domínio da terminologia médica é particularmente importante, uma vez que sofreu uma evolução secular e continua a evoluir de forma dinâmica, suscitando uma atenção académica sustentada, evidenciada por uma infinidade de estudos que abrangem várias dimensões da sua análise. A exploração persistente da terminologia médica não só a posiciona como um segmento autónomo dentro do panorama mais vasto da terminologia, como também fornece aos linguistas uma visão inestimável da organização estrutural da língua no seu âmago.

O estudo das questões relativas à terminologia nesta fase de desenvolvimento da sociedade surge como um empreendimento crítico na área da linguística. Nos tempos actuais, a terminologia assumiu um papel central na comunicação e no intercâmbio intelectual, servindo de fonte vital para a disseminação do conhecimento e de mecanismo para fomentar a especialização, impulsionando assim os avanços científicos e tecnológicos. Como tal, os indivíduos versados em domínios específicos actuam como guardiões do jargão especializado, necessitando de um domínio proficiente deste léxico para uma comunicação profissional eficaz durante o desempenho das suas funções. A suscetibilidade do léxico a influências externas é mais proeminente na sua faceta terminológica, reflectindo o impacto da sociedade na língua. Concebida como uma entidade autónoma dentro do domínio linguístico, a terminologia é vista pelos estudiosos como tendo evoluído independentemente como uma disciplina científica distinta devido ao desenvolvimento progressivo de várias trajectórias académicas. Os domínios abrangentes da terminologia delineados por M.M. Volodina, que englobam investigações metodológicas, os fundamentos teóricos dos termos, explorações filológicas, análises estilísticas, escrutínio histórico, protocolos de normalização, práticas de tradução, pedagogia linguística e inquéritos terminológicos especializados, evidenciam a natureza expansiva e intrincada dos estudos terminológicos. Atualmente, o considerável corpo de trabalhos académicos no âmbito da linguística examina a conceção dos termos, analisando os seus constituintes linguísticos e semânticos para elucidar a essência do termo. Este discurso, que inclui investigadores como K.Y. Averbukh, L. Alekseyeva, O.S. Akhmanova, A. Baranov, F. Berezin, Y. Blokh, N. Vasilyeva, G.A. Vinokur, M.N. Volodina, B.N. Golovin, C.V. Grinev, V.P. Danilenko, A. Dianova, L.A. Kapanadze, R.Y. Kobrin, V.M. Leichik, D.S. Lotte, L.L. Nelyubin, P. Piotrovsky, N.V. Podolskaya, A.A. Reformatsky, A.V. Superanskaya, V.A. Tatarinov e

D.A. Khayutin, sublinha a intrincada composição estrutural dos termos, sugerindo a natureza estratificada da análise terminológica.

A Doutora em Estudos Filológicos V.D. Tabanakova deliberou sobre as razões subjacentes à ausência de uma definição universalmente reconhecida para o termo, afirmando que a inadequação dos fundamentos teóricos da terminologia, a falta de diferenciação dos seus conceitos fundamentais e a ausência de um consenso sobre a natureza dos termos científicos e técnicos contribuem significativamente para esta ambiguidade. Simultaneamente, o leque de definições existentes documentadas na literatura académica não consegue, muitas vezes, encapsular a essência do fenómeno de forma abrangente e precisa. O.V. Superanskaya, N.V. Podolskaya, e N.V. Vasilieva sublinham ainda as diversas interpretações e associações associadas ao termo em diferentes disciplinas, resultando em diferentes volumes de conteúdo e delineamentos únicos. Atualmente, as definições prevalecentes do termo elucidam-no como uma unidade linguística, seja uma palavra ou uma frase, encarregada de denotar entidades empíricas ou abstractas, cujos significados são refinados dentro dos parâmetros da teoria científica. Também o posicionam como o nome oficialmente sancionado para qualquer conceito dentro dos domínios da ciência, tecnologia ou arte, enfatizando o seu papel central como a unidade mais informativa dentro da linguagem natural e o transmissor preciso de informações relativas a conceitos científicos.

Desde os anos 70, os académicos têm vindo a enfatizar cada vez mais a importância da abordagem sistemática na análise da terminologia. Este aumento de interesse pode ser atribuído aos avanços nos domínios científico e tecnológico, bem como à maior complexidade e profundidade do conhecimento científico moderno, que exige uma compreensão a vários níveis e multidimensional. A abordagem sistemática é vista como fundamental para responder a estas necessidades evolutivas do conhecimento científico, uma vez que oferece um quadro estruturado que pode acomodar a natureza intrincada dos conceitos científicos contemporâneos. No contexto mais vasto do sistema lexical de uma língua, a terminologia surge como um subsistema-chave que se distingue por caraterísticas semânticas, estruturais e funcionais únicas. A organização sistemática da terminologia está intrinsecamente ligada à síntese da sistematização lógica e linguística, assegurando uma representação coerente e consistente de conceitos interligados. No final do século XX, a atenção dos académicos voltou-se para a abordagem cognitiva, que se debruça sobre a interação entre cultura, pensamento nacional e língua. Esta mudança significa um interesse crescente dos investigadores em explorar a forma como os sistemas terminológicos reflectem uma dinâmica societal e cultural mais ampla, realçando a relação intrincada entre a língua e os processos cognitivos na formação dos sistemas de conhecimento.

A tradicional justaposição entre as investigações terminológicas e as ciências cognitivas lançou as bases para a assimilação proactiva do paradigma cognitivo no domínio dos estudos terminológicos. Considera-se vantajoso examinar as terminologias através de uma lente cognitiva, reconhecendo que as investigações cognitivas requerem o reconhecimento da língua como um repositório de informação codificada que reflecte vários modos de pensamento correspondentes a diversas fases da evolução cognitiva humana. Uma exploração abrangente dos termos deve englobar uma consideração multifacetada da confluência de fontes de dados e de conhecimentos essenciais para a construção de novas epistemologias. Além disso, esta busca analítica vai além das tipologias convencionais de conhecimento para abranger as dimensões matizadas da estratificação horizontal e vertical do conhecimento comunitário, juntamente com a intrincada interação da memória científica, vocacional e cultural encapsulada nas terminologias. Os termos selecionados por profissionais experientes em domínios especializados resumem construções cognitivas distintas. M.M. Volodina sublinha a importância de delinear os elementos conceptuais centrais - incorporando atributos estruturais, substantivos e abstractos - que sustentam as nomeações terminológicas em quadros linguísticos específicos, elucidando o seu papel na solidificação, retenção e disseminação de conhecimentos científicos (Volodina, 84). Para os linguistas envolvidos em actividades de investigação, as designações terminológicas funcionam como repositórios que reflectem a personalidade linguística do académico e situam o conceito no espetro mais vasto dos domínios linguísticos, abrangendo não só um nicho de conhecimento especializado, mas também um repositório de erudição mundial, englobando perspectivas culturais e históricas.

Ao revisitar o ponto fulcral da nossa investigação, mergulhar no domínio da terminologia da psicologia clínica implica um exame retrospetivo da sua génese no final do século XIX, sob os auspícios de Wilhelm Wundt, um distinto médico, fisiologista e psicólogo alemão que fundou o Instituto de Psicologia Experimental em Leipzig. A psicologia clínica, com raízes etimológicas no termo grego "Klinikê", que designa os cuidados prestados aos doentes acamados, engloba uma disciplina multifacetada da psicologia que analisa os fundamentos mentais da etiologia e progressão das doenças, o impacto das doenças na personalidade e as dimensões psicológicas dos processos de recuperação. A sua composição estrutural engloba a patopsicologia, a neuropsicologia, a somatopsicologia, a psicologia da saúde e a psicoterapia, em que a intersecção entre a psicologia clínica e a psicologia médica perpetua um discurso contínuo entre os círculos académicos sobre a sua sinonímia ou domínios de especialização distintos. Apesar da utilização prevalecente destes termos no discurso médico e psicológico contemporâneo, várias nações mantêm categorizações distintas, o que sustenta o empenho académico em curso na elucidação da interação matizada entre as terminologias da psicologia clínica e médica.

No léxico da psicologia clínica são fundamentais termos como sintoma, síndroma e complexo, sendo que este estudo se centra particularmente na exploração aprofundada do termo "síndroma". De acordo com a elucidação de S.Y. Golovin, uma síndrome é uma amálgama precisa de indicadores associados a um fenómeno específico, unificados por um mecanismo de origem singular que se manifesta de forma consistente e sistemática para delinear um estado fisiológico ou psicológico particular num organismo. No domínio da patopsicologia, uma síndrome engloba a amálgama de sintomas indicativos de uma doença específica, incorporando uma convergência estruturada de manifestações clínicas que definem coletivamente uma entidade diagnóstica. Aperfeiçoando ainda mais esta concetualização, V.A. Zhmurov delineia uma síndrome como um grupo coeso ou conjunto de sintomas que se manifestam simultaneamente, servindo como marcadores discerníveis que assinalam a presença de uma doença ou perturbação distinta. Esta compreensão matizada sublinha a intrincada interação entre a sintomatologia e a categorização diagnóstica no âmbito da psicologia clínica, enfatizando o papel das síndromes como representações emblemáticas de processos patológicos subjacentes que necessitam de uma avaliação abrangente e de intervenções terapêuticas.

No domínio da psicologia clínica, a terminologia que remete para a mitologia antiga ocupa um lugar de destaque, com o aparecimento de conceitos distintivos baseados em caracteres, como a "síndrome de Perséfone" e a "síndrome de Diógenes". A síndrome de Perséfone diz respeito a uma manifestação clínica caracterizada por uma excessiva ligação emocional entre mãe e filha, que leva ao desenvolvimento de sintomas neuróticos paralelos em caso de separação. Na narrativa mitológica, Perséfone, enquanto esposa de Hades, torna-se um símbolo de cativeiro e de regresso cíclico, reflectindo a interação das dinâmicas de vinculação e de separação que estão na base das manifestações clínicas da síndrome. A busca incessante de Deméter pela sua filha reflecte o laço maternal que alimenta a ligação emocional perpetuada pela síndrome, enquanto as transições cíclicas de Perséfone entre o Olimpo e o submundo simbolizam a oscilação entre a ligação emocional e o afastamento inerente a este estado clínico.

Por outro lado, a síndrome de Diógenes engloba uma perturbação mental caracterizada por auto-negligência, isolamento social, apatia, comportamentos compulsivos de acumulação e falta de vergonha. Inspirada na posição filosófica de Diógenes, um antigo filósofo grego conhecido pela sua rejeição das normas sociais e das posses materiais, esta síndrome incorpora uma rejeição desafiadora das convenções sociais e a adesão a perspectivas alternativas sobre o eu e o envolvimento social. Os princípios filosóficos de Diógenes, que defendem a simplicidade, a autossuficiência e o desrespeito pelas obrigações sociais, servem como elementos fundamentais que sustentam a manifestação clínica da síndrome, realçando a intersecção entre os princípios filosóficos históricos e as construções psicológicas contemporâneas no domínio da psicologia clínica.

Os conceitos de "síndrome de Perséfone" e "síndrome de Diógenes" exemplificam a convergência dos domínios mitológico e psicológico, formando um espaço cognitivo partilhado, tal como postulado pela teoria de J. Fauconnier e M. Turner. No entanto, a análise de S.Y. Golovin do termo "Síndrome de Perséfone" evidencia uma discrepância entre a sua definição e a sua origem onomástica, indicando uma desconexão entre a narrativa mitológica de Perséfone e a construção psicológica que representa. Esta discrepância sublinha a necessidade de uma exploração mais profunda dos fundamentos cognitivos que informam a integração de temas mitológicos na terminologia psicológica.

Ao explorar as estruturas cognitivas destes termos, torna-se evidente que eles servem de pontes linguísticas entre os domínios da mitologia e da psicologia, encapsulando quadros conceptuais complexos que se baseiam em conhecimentos culturais e psicológicos. A natureza interdisciplinar da terminologia da psicologia clínica sublinha a importância de examinar os processos cognitivos subjacentes à formação e interpretação destes termos, lançando luz sobre a forma como as narrativas mitológicas se entrelaçam com os conceitos psicológicos para transmitir significados e percepções matizados. Através de uma análise cognitiva destes termos, podemos elucidar a forma como os mitos e as narrativas culturais informam a compreensão concetual dos fenómenos psicológicos, moldando a forma como estes termos são construídos e interpretados no campo da psicologia clínica. Ao examinar a composição semântica e as estruturas cognitivas destes termos de origem mitológica, podemos discernir até que ponto transmitem efetivamente a complexa interação entre imagens mitológicas e conceitos psicológicos, enriquecendo assim a nossa compreensão das intersecções entre mito, cultura e psicologia no domínio da prática clínica e da investigação.

CAPÍTULO III. FERRAMENTAS PEDAGÓGICAS DO ESP (ENGLISH FOR SPECIFIC PURPOSES) NAS ESCOLAS DE MEDICINA

3.1. A coexistência do latim e do inglês na terminologia médica e a sua contribuição para o ensino do ESP

A coexistência do latim e do inglês na terminologia médica apresenta uma intersecção fascinante de tradições linguísticas que tem um impacto significativo no ensino do inglês para fins específicos (ESP), particularmente no domínio dos cuidados de saúde. O latim, como língua clássica com uma história rica em discurso científico e médico, deixou uma marca indelével no léxico do inglês moderno, especialmente em domínios especializados como a medicina.

A incorporação de raízes, prefixos e sufixos latinos na terminologia médica tem vários objectivos cruciais. Em primeiro lugar, fornece um sistema padronizado e universal de nomear estruturas anatómicas, doenças, procedimentos e produtos farmacêuticos, facilitando uma comunicação clara entre os profissionais de saúde de todo o mundo. Esta adesão a termos derivados do latim garante precisão, consistência e exatidão na transmissão de conceitos médicos complexos, ultrapassando barreiras linguísticas e melhorando a colaboração global na prática e investigação dos cuidados de saúde.

Para além disso, a prevalência de elementos latinos na terminologia médica oferece uma oportunidade pedagógica valiosa no ensino do ESP. Ao explorar a etimologia e a estrutura dos termos médicos derivados do latim, os alunos podem aprofundar a sua compreensão dos conceitos e relações subjacentes no domínio dos cuidados de saúde. A compreensão das raízes linguísticas da terminologia médica dota os alunos das competências necessárias para decifrar termos desconhecidos, deduzir significados com base em pistas morfológicas e construir novos termos através de processos sistemáticos de formação de palavras.

A incorporação de componentes latinos no ensino do ESP não só melhora a aquisição de vocabulário por parte dos alunos, como também promove competências de pensamento crítico e ligações interdisciplinares. Ao analisar os componentes estruturais dos termos médicos, os alunos desenvolvem uma perspetiva holística sobre a interligação entre a língua, a ciência e a medicina. Esta abordagem integradora cultiva a competência linguística juntamente com o conhecimento específico do domínio, capacitando os alunos para navegarem em textos especializados, comunicarem eficazmente em contextos profissionais e envolverem-se em discursos interdisciplinares na área da saúde.

A coexistência do latim e do inglês na terminologia médica sublinha a natureza dinâmica da evolução e adaptação da língua. À medida que surgem novas descobertas médicas e as tecnologias avançam, o léxico continua a expandir-se, incorporando neologismos e termos híbridos que misturam elementos latinos e ingleses. Esta fusão linguística reflecte a natureza interdisciplinar das práticas modernas de cuidados de saúde e sublinha a importância da flexibilidade e criatividade linguísticas na transmissão de conceitos e inovações de ponta. Ao aproveitar a estrutura inerente e o legado histórico dos termos derivados do latim, os educadores podem capacitar os alunos para navegarem em discursos médicos complexos com confiança, precisão e sensibilidade cultural. A adoção deste património linguístico não só reforça a proficiência linguística dos alunos, como também promove uma apreciação mais profunda da interação entre a língua, a ciência e a comunicação profissional no panorama em evolução dos cuidados de saúde.

Uma breve panorâmica da história da terminologia médica

A terminologia médica, a linguagem especializada utilizada pelos profissionais de saúde para comunicar eficazmente sobre o corpo humano, as doenças e os tratamentos, tem uma história rica e fascinante que se estende por milhares de anos. Esta linguagem evoluiu através de várias civilizações, línguas e avanços científicos, moldando a forma como entendemos e discutimos a saúde e a medicina. Uma compreensão abrangente da história da terminologia médica fornece informações valiosas sobre o desenvolvimento do conhecimento médico e a evolução da linguagem no contexto dos cuidados de saúde.

As raízes da terminologia médica remontam a civilizações antigas como a Mesopotâmia, o Egito, a Grécia e Roma. Estas civilizações antigas deram contributos significativos para o conhecimento e a terminologia médica, lançando as bases para a terminologia utilizada nos cuidados de saúde modernos.

Os antigos curandeiros da Mesopotâmia documentavam os seus conhecimentos médicos em tábuas de argila, utilizando a escrita cuneiforme para registar sintomas, diagnósticos e tratamentos. Do mesmo modo, os papiros médicos do Egito antigo, como o Papiro de Ebers e o Papiro de Edwin Smith, contêm descrições pormenorizadas de doenças, lesões e procedimentos médicos, fornecendo os primeiros exemplos de terminologia médica.

Os gregos antigos, em particular figuras como Hipócrates e Galeno, deram contributos substanciais para a terminologia médica, introduzindo abordagens sistemáticas à medicina e desenvolvendo um vocabulário para descrever estruturas anatómicas e processos fisiológicos. Muitos termos médicos utilizados atualmente têm a sua origem em palavras gregas, reflectindo a influência duradoura da medicina grega antiga na prática moderna dos cuidados de saúde.

O Império Romano também desempenhou um papel crucial na formação da terminologia médica. As obras de médicos romanos como Celsus e Galeno contribuíram para a normalização da linguagem médica, com o latim a tornar-se a língua predominante dos textos médicos na Europa Ocidental durante séculos.

A Idade Média assistiu à preservação e tradução de textos médicos clássicos para árabe por parte de estudiosos do mundo islâmico. Este período assistiu também ao aparecimento de figuras médicas influentes como Avicena (Ibn Sina) e Rhazes (al-Razi), cujas obras enriqueceram ainda mais a terminologia médica com termos árabes que ainda hoje são utilizados.

O Renascimento marcou um ponto de viragem significativo na história da terminologia médica. O renascimento da aprendizagem clássica levou a um interesse renovado nos textos médicos antigos, levando os académicos a revisitar e reinterpretar as obras dos médicos antigos. Este ressurgimento do interesse pelas línguas clássicas, nomeadamente o latim e o grego, contribuiu para a reintrodução de muitos termos clássicos no discurso médico.

Os séculos XIX e XX testemunharam avanços notáveis na ciência e tecnologia médicas, levando à rápida expansão do conhecimento médico e à introdução de novos termos para descrever novas descobertas e inovações. Este período também assistiu à normalização da terminologia médica através de iniciativas como a publicação de dicionários médicos e a criação de organizações internacionais dedicadas a promover a uniformidade da linguagem médica.

O advento da medicina moderna provocou uma proliferação de áreas especializadas nos cuidados de saúde, cada uma com o seu próprio conjunto de terminologia. À medida que o conhecimento médico continua a evoluir, estão constantemente a ser criados novos termos para descrever doenças, tratamentos e tecnologias emergentes, reflectindo a natureza dinâmica da terminologia médica.

A história da terminologia médica é um testemunho da influência duradoura das civilizações antigas, das línguas clássicas e do progresso científico na linguagem dos cuidados de saúde. A evolução da terminologia médica reflecte não só o desenvolvimento do conhecimento médico, mas também a interação entre culturas, línguas e disciplinas científicas ao longo da história. Compreender esta história fornece informações valiosas sobre as origens e a evolução da linguagem utilizada nos cuidados de saúde modernos, realçando a intrincada relação entre a linguagem e a medicina.

A consistência do latim e do inglês na terminologia médica

No domínio da terminologia médica, a fusão do latim e do inglês criou um quadro linguístico robusto e duradouro que sustenta a comunicação e a compreensão dos conceitos de cuidados de saúde. Esta amálgama de raízes latinas e inglesas tem sido fundamental para moldar a linguagem da medicina, fornecendo um vocabulário comum que transcende as fronteiras e facilita a comunicação clara entre os profissionais de saúde em todo o mundo. Ao aprofundar as raízes históricas, os componentes estruturais e as aplicações contemporâneas do latim e do inglês na terminologia médica, podemos apreciar melhor a consistência e a eficácia desta mistura linguística.

A língua latina, com o seu rico legado como língua franca da ciência, do mundo académico e da medicina durante séculos, deixou uma marca indelével na terminologia médica. A precisão, clareza e adaptabilidade do latim tornaram-no um meio ideal para exprimir conceitos médicos complexos com exatidão e concisão. Muitos termos médicos têm origens diretas no latim, reflectindo a influência de antigos médicos romanos como Galeno e Celsus, bem como o legado duradouro dos textos latinos medievais na medicina ocidental.

O inglês, como língua dinâmica e evolutiva que absorveu influências de várias fontes ao longo do tempo, também desempenhou um papel fundamental na formação da terminologia médica. Com a sua flexibilidade, acessibilidade e alcance global, o inglês tornou-se a língua predominante dos cuidados de saúde modernos, servindo como uma ponte que liga diversas tradições linguísticas e facilita a disseminação do conhecimento médico à escala global.

A integração das raízes latinas e inglesas na terminologia médica é um testemunho da relação simbiótica entre estas duas línguas. O latim fornece a base para muitos termos anatómicos, termos científicos e procedimentos médicos, enquanto o inglês contribui com uma camada contemporânea e acessível que reflecte a evolução da prática e da tecnologia médicas. Esta mistura harmoniosa de precisão latina e pragmatismo inglês garante que a terminologia médica permanece enraizada na tradição e responde aos avanços modernos nos cuidados de saúde.

Um aspeto fundamental da coerência do latim e do inglês na terminologia médica é a estrutura sistemática da formação das palavras. Ao compreender os princípios da construção de palavras em ambas as línguas, os profissionais de saúde podem decifrar termos desconhecidos, identificar padrões comuns e deduzir significados com base em pistas linguísticas. As raízes latinas transmitem frequentemente estruturas anatómicas ou funções fisiológicas específicas, enquanto os afixos ingleses, como os prefixos, sufixos e formas combinatórias, acrescentam nuances e especificidade aos termos médicos.

Por exemplo, a raiz latina "cardio-" (relacionado com o coração) combina-se com o sufixo inglês "-logy" (estudo de) para formar "cardiology", o ramo da medicina que lida com as doenças do coração. Da mesma forma, o termo latino "pulmo" (pulmão) combina-se com o sufixo inglês "-ary" (relativo a) para criar "pulmonary", que se refere às doenças que afectam os pulmões. Esta abordagem sistemática à formação de palavras permite aos profissionais de saúde descodificar termos médicos complexos, decompondo-os nas suas partes constituintes e compreendendo os significados subjacentes.

A consistência do latim e do inglês na terminologia médica vai para além das palavras individuais, abrangendo temas e conceitos mais amplos no âmbito dos cuidados de saúde. Ao examinar os prefixos, sufixos e raízes de palavras comuns derivadas de fontes latinas e inglesas, os profissionais de saúde podem identificar padrões recorrentes que melhoram a sua compreensão da terminologia médica e facilitam uma comunicação correta em contextos clínicos.

Os prefixos latinos como "anti-" (contra), "hypo-" (abaixo) e "trans-" (através) transmitem significados específicos que informam a interpretação dos termos médicos. Por exemplo, "antibiótico" refere-se a uma substância que combate as bactérias, enquanto "hipoglicémia" denota níveis baixos de açúcar no sangue. Do mesmo modo, prefixos ingleses como "hyper-" (excessivo), "sub-" (abaixo) e "inter-" (entre) acrescentam outras camadas de significado aos termos médicos, enriquecendo o seu conteúdo semântico e clarificando o seu significado clínico.

Para além dos prefixos, os sufixos desempenham um papel crucial na definição da função ou natureza dos termos médicos. Os sufixos latinos como "-itis" (inflamação), "-ectomy" (remoção cirúrgica) e "-osis" (condição anormal) indicam processos ou procedimentos patológicos específicos. Por exemplo, "amigdalite" refere-se à inflamação das amígdalas, enquanto "apendicectomia" denota a remoção cirúrgica do apêndice. Sufixos ingleses como "-ology" (estudo de), "-ectomy" (remoção cirúrgica) e "-itis" (inflamação) refinam ainda mais o significado dos termos médicos, destacando a sua etimologia e relevância temática.

As palavras de raiz derivadas de fontes latinas e inglesas servem como elementos fundamentais que dão origem a uma multiplicidade de termos relacionados na terminologia médica. Ao reconhecer palavras de raiz comuns, como "derm" (pele), "hepat" (fígado) e "oste" (osso), os profissionais de saúde podem estabelecer ligações entre diferentes termos médicos e aprofundar a sua compreensão das estruturas anatómicas, dos processos fisiológicos e dos estados de doença.

Por exemplo, a raiz da palavra "derm" aparece em vários termos dermatológicos, como "dermatologia" (estudo da pele), "dermatite" (inflamação da pele) e "dermatologista" (especialista em pele). Da mesma forma, a palavra-raiz "hepat" forma a base de termos hepatobiliares como "hepatite" (inflamação do fígado), "hepatoma" (tumor do fígado) e "hepatobiliar" (relacionado com o fígado e as vias biliares). Ao identificar estas palavras de raiz recorrentes na terminologia médica, os profissionais de saúde podem navegar mais eficazmente na terminologia complexa e comunicar com precisão e clareza.

A consistência do latim e do inglês na terminologia médica é ainda exemplificada pela adoção de sistemas de nomenclatura normalizados que asseguram a uniformidade e a precisão na comunicação dos cuidados de saúde. Organizações internacionais como a Organização Mundial de Saúde (OMS) e a Classificação Internacional de Doenças (CID) desenvolveram sistemas de codificação abrangentes que classificam doenças, procedimentos e diagnósticos utilizando códigos terminológicos normalizados.

Estes sistemas de codificação baseiam-se numa combinação de termos latinos e ingleses para categorizar sistematicamente as condições médicas e os tratamentos. Ao aderir às diretrizes de nomenclatura estabelecidas e ao utilizar códigos de terminologia consistentes, os prestadores de cuidados de saúde podem simplificar a documentação, facilitar o intercâmbio de dados e melhorar a coordenação dos cuidados prestados aos doentes em diferentes contextos de cuidados de saúde.

Em conclusão, a consistência do latim e do inglês na terminologia médica reflecte uma mistura harmoniosa de tradição e inovação que permite uma comunicação eficaz no domínio dos cuidados de saúde. Ao aproveitar a precisão das raízes latinas e a acessibilidade das construções da língua inglesa, os profissionais de saúde podem navegar por uma terminologia complexa com confiança, exatidão e clareza. Esta fusão de elementos linguísticos não só honra o legado histórico da terminologia médica, como também se adapta aos avanços contemporâneos na prática e na tecnologia dos cuidados de saúde.

À medida que continuamos a explorar novas fronteiras na medicina e a expandir a nossa compreensão da saúde humana, a parceria duradoura entre o latim e o inglês na terminologia médica continuará a ser uma pedra angular da comunicação eficaz em ambientes de cuidados de saúde em todo o mundo. Ao apreciar as nuances, as estruturas e as aplicações das raízes latinas e inglesas na terminologia médica, podemos melhorar a nossa proficiência na decifração de termos médicos, transmitir informações com precisão e promover cuidados centrados no doente num panorama de cuidados de saúde cada vez mais diversificado e interligado.

3.2. Ensinar vocabulário a estudantes de medicina em cursos de inglês para fins específicos (ESP)

O ensino de vocabulário a estudantes de medicina em cursos de Inglês para Fins Específicos (ESP) é um aspeto crítico da sua formação, uma vez que os equipa com as ferramentas linguísticas necessárias para comunicar eficazmente na área médica. Como a globalização dos cuidados de saúde continua a expandir-se, a proficiência em inglês médico tornou-se cada vez mais importante para os profissionais de saúde. Este documento tem como objetivo explorar as estratégias, os métodos e as melhores práticas para o ensino de vocabulário médico em cursos de ESP, com ênfase num inglês claro, fácil de compreender e formal.

3.2.1 O papel fundamental do vocabulário numa comunicação médica eficaz

A comunicação eficaz é a pedra angular de uma prática médica bem sucedida. No campo da medicina, a troca precisa de informações é vital para o diagnóstico, tratamento e cuidados com o paciente. Uma componente fundamental desta comunicação é a utilização de vocabulário médico especializado. Este ensaio explora a importância do vocabulário médico para facilitar uma comunicação clara, precisa e empática no âmbito da profissão médica.

O vocabulário médico é uma linguagem especializada que permite aos profissionais de saúde transmitir informações complexas de forma precisa e eficiente. Engloba uma vasta gama de termos, que vão desde estruturas anatómicas e processos fisiológicos a critérios de diagnóstico e modalidades de tratamento. O domínio do vocabulário médico é crucial para os estudantes de medicina durante a transição para a prática clínica, uma vez que constitui a base para uma comunicação eficaz com colegas, doentes e outras partes interessadas nos cuidados de saúde.

A utilização de uma terminologia médica precisa é essencial para um diagnóstico exato. Quando os profissionais de saúde comunicam utilizando vocabulário médico normalizado, minimizam o risco de interpretação incorrecta e asseguram que a informação crítica de diagnóstico é transmitida com clareza. Esta precisão é particularmente importante em contextos multidisciplinares em que vários especialistas colaboram para formar avaliações de diagnóstico abrangentes.

Para além do diagnóstico, o vocabulário médico desempenha um papel fundamental na orientação das decisões de tratamento. Ao utilizar terminologia específica para descrever sintomas, resultados de testes e opções de tratamento, os prestadores de cuidados de saúde podem garantir que todas as partes envolvidas têm uma compreensão partilhada do estado do doente e das intervenções propostas. Esta compreensão partilhada é fundamental para o consentimento informado e para a tomada de decisões em colaboração entre os profissionais de saúde e os doentes.

A comunicação eficaz através da utilização de vocabulário médico adequado também contribui para os cuidados centrados no doente. Quando os prestadores de cuidados de saúde conseguem explicar as condições médicas e os planos de tratamento numa linguagem clara e acessível, os doentes estão mais bem preparados para participar ativamente nos seus próprios cuidados. Além disso, o recurso a uma comunicação empática que respeite os níveis de literacia em saúde dos doentes promove a confiança e reforça a relação doente-profissional.

Embora o vocabulário médico seja indispensável, a sua complexidade pode apresentar desafios. Os profissionais de saúde devem ter em atenção a necessidade de adaptar a sua linguagem aos níveis de compreensão e às origens culturais da sua população diversificada de doentes. Além disso, os esforços para ultrapassar as barreiras linguísticas através de serviços de interpretação ou de materiais traduzidos são essenciais para garantir um acesso equitativo à informação sobre cuidados de saúde.

Dada a importância do vocabulário médico na prática clínica, as instituições de ensino devem dar prioridade a uma formação abrangente nesta área. Os currículos médicos devem dar ênfase não só à aquisição de terminologia, mas também à sua aplicação contextual em cenários do mundo real. Os métodos de aprendizagem interactivos, tais como discussões baseadas em casos e encontros simulados com doentes, podem ajudar os estudantes a desenvolver a fluência na utilização do vocabulário médico com precisão e empatia.

À medida que os sistemas de saúde evoluem para abraçar a diversidade e a inclusão, o domínio do vocabulário médico continua a ser uma pedra angular para promover uma comunicação clara, compassiva e equitativa no seio da profissão médica.

3.2.2. Globalização e comunicação multicultural nos cuidados de saúde: O papel da proficiência em inglês médico

O panorama dos cuidados de saúde está a evoluir rapidamente na era da globalização, com os profissionais de saúde a navegarem num conjunto diversificado de contextos linguísticos e culturais entre doentes, colegas e materiais de investigação. A proficiência em inglês médico surgiu como uma competência fundamental, permitindo uma comunicação e colaboração transfronteiriças perfeitas para melhorar a qualidade e a segurança dos cuidados prestados aos doentes. Este ensaio analisa os aspectos multifacetados da globalização e da comunicação multicultural nos cuidados de saúde, realçando a importância de dominar o inglês médico num mundo globalizado.

A globalização transformou os cuidados de saúde num domínio dinâmico e interligado, ultrapassando as fronteiras geográficas para criar uma rede de prestadores de cuidados de saúde, investigadores e doentes em todo o mundo. A circulação de profissionais de saúde entre países, os avanços na telemedicina e a partilha de conhecimentos médicos através de colaborações internacionais contribuíram para um ecossistema de cuidados de saúde mais interligado. Consequentemente, os profissionais de saúde estão expostos a diversos contextos linguísticos e culturais na sua prática quotidiana.

A diversidade inerente aos cuidados de saúde globalizados apresenta desafios únicos para uma comunicação eficaz. As barreiras linguísticas podem impedir a troca de informações cruciais entre os prestadores de cuidados de saúde e os doentes, conduzindo a mal-entendidos, diagnósticos incorrectos e resultados negativos para os doentes. As diferenças culturais nos estilos de comunicação, nas crenças sobre a saúde e a doença e nas expectativas em relação aos serviços de saúde complicam ainda mais as interações em contextos multiculturais. Para enfrentar estes desafios, é necessário que os profissionais de saúde não só sejam proficientes em inglês médico, mas também possuam competência e sensibilidade cultural para navegar eficazmente em encontros interculturais.

A proficiência em inglês médico é a pedra angular de uma comunicação bem sucedida no panorama globalizado dos cuidados de saúde. Sendo a língua franca da medicina, o inglês médico permite que os profissionais de saúde de diferentes origens linguísticas comuniquem de forma eficaz e precisa. Seja discutindo condições médicas complexas, interpretando resultados de pesquisas ou colaborando em planos de tratamento de pacientes, a proficiência em inglês médico facilita uma comunicação clara e precisa, essencial para a prestação de serviços de saúde de alta qualidade.

Numa era em que a colaboração interdisciplinar é fundamental para o avanço dos conhecimentos médicos e para a melhoria dos resultados para os doentes, a proficiência em inglês médico promove uma comunicação perfeita entre os profissionais de saúde além-fronteiras. Através de conferências, publicações de investigação e plataformas online, os profissionais de saúde trocam ideias, partilham as melhores práticas e colaboram em projectos de investigação de ponta que ultrapassam as fronteiras nacionais. Uma comunicação proficiente em inglês médico aumenta a eficiência e a eficácia dessas colaborações, impulsionando a inovação e o progresso nos cuidados de saúde.

A proficiência em inglês médico tem um impacto direto nos cuidados e na segurança dos doentes, garantindo uma comunicação precisa entre os prestadores de cuidados de saúde e os doentes. Explicações claras sobre condições médicas, opções de tratamento e instruções de acompanhamento são essenciais para que os pacientes tomem decisões informadas sobre a sua saúde. Além disso, uma comunicação eficaz em inglês médico reduz o risco de erros de medicação, interpretações incorrectas dos resultados dos testes e outros eventos adversos que podem resultar de falhas de comunicação. Ao dar prioridade à proficiência em inglês médico, os profissionais de saúde mantêm os padrões de cuidados centrados no doente e promovem resultados de saúde positivos.

Reconhecendo a importância da proficiência em inglês médico, as instituições de ensino e as organizações de cuidados de saúde implementaram programas de formação para melhorar as competências linguísticas dos profissionais de saúde. Atualmente, as escolas de medicina oferecem cursos de inglês médico que se centram no desenvolvimento de vocabulário específico de várias especialidades médicas, na melhoria das capacidades de comunicação oral e escrita e na formação de competências culturais. Os programas de formação contínua também oferecem oportunidades para os profissionais de saúde melhorarem a sua proficiência em inglês médico através de workshops, seminários e recursos online.

Os avanços na tecnologia revolucionaram a comunicação multicultural nos cuidados de saúde, oferecendo soluções inovadoras para ultrapassar as barreiras linguísticas e facilitar as interações interculturais. As ferramentas de tradução, as plataformas de telemedicina com serviços de interpretação integrados e os materiais educativos multilingues para os doentes são algumas das soluções tecnológicas que melhoram a comunicação entre os prestadores de cuidados de saúde e os doentes de diferentes origens linguísticas. Estas ferramentas não só colmatam as lacunas linguísticas como também promovem a inclusão e a acessibilidade na prestação de cuidados de saúde.

Para além da proficiência em inglês médico, a competência cultural é essencial para navegar eficazmente na comunicação multicultural em contextos de cuidados de saúde globalizados. A competência cultural engloba uma compreensão das diversas normas, crenças, valores e práticas culturais relacionadas com a saúde e a doença. Os profissionais de saúde que demonstram competência cultural podem estabelecer confiança com doentes de diferentes origens culturais, adaptar as suas estratégias de comunicação para satisfazer as necessidades dos doentes e prestar cuidados culturalmente sensíveis que respeitem as perspectivas e preferências dos doentes.

As considerações éticas desempenham um papel crucial na comunicação multicultural em ambientes de cuidados de saúde globalizados. Os profissionais de saúde devem defender princípios éticos como o respeito pela autonomia do doente, a beneficência e a justiça quando comunicam com doentes de diversas origens culturais. Garantir o consentimento informado, manter a confidencialidade, respeitar as crenças culturais dos doentes e abordar as disparidades no acesso aos cuidados de saúde são imperativos éticos que orientam as interações em ambientes multiculturais.

Como a globalização continua a moldar o panorama dos cuidados de saúde, a importância da proficiência em inglês médico e da competência cultural só irá aumentar. As iniciativas futuras devem centrar-se na integração da formação linguística e da educação para a competência cultural nos currículos médicos a todos os níveis de formação. As organizações de cuidados de saúde podem implementar políticas que promovam a diversidade, a equidade e a inclusão para apoiar uma comunicação multicultural eficaz entre os prestadores de cuidados de saúde e os doentes. A adoção de inovações tecnológicas que facilitem as interações interculturais também será crucial para melhorar a eficiência da comunicação e promover cuidados centrados no doente a uma escala global.

Em conclusão, a globalização transformou os cuidados de saúde num ecossistema globalizado em que a proficiência em inglês médico é essencial para uma comunicação e colaboração eficazes para além das fronteiras linguísticas e culturais. Os profissionais de saúde que dominam o inglês médico podem navegar em ambientes multiculturais com confiança, prestar cuidados de elevada qualidade aos doentes e contribuir para os avanços do conhecimento médico a uma escala global. Ao dar prioridade à formação linguística, à educação para a competência cultural, às soluções tecnológicas e às considerações éticas na comunicação multicultural, as organizações de cuidados de saúde podem promover práticas inclusivas que beneficiam os doentes, os prestadores de cuidados de saúde e a sociedade em geral no mundo interligado dos cuidados de saúde modernos.

3.2.3. ***Desenvolvimento profissional e progressão académica nos cuidados de saúde: O significado do domínio do vocabulário médico***

O desenvolvimento profissional e o avanço académico são componentes integrais da trajetória de carreira de um profissional de saúde, moldando a sua competência clínica, capacidades de investigação e contribuições para a comunidade médica global. O domínio do vocabulário médico desempenha um papel fundamental na facilitação destes objectivos, permitindo que os aspirantes a profissionais de saúde se envolvam na literatura académica, publiquem resultados de investigação e participem em conferências internacionais.

O vocabulário médico é a base da competência clínica, fornecendo aos profissionais de saúde a terminologia necessária para descrever com precisão os sintomas, diagnosticar doenças e comunicar eficazmente os planos de tratamento. Um domínio sólido do vocabulário médico aumenta a precisão da documentação clínica, garantindo clareza e consistência nos registos dos doentes. Os profissionais de saúde que dominam a terminologia médica podem simplificar a comunicação com colegas, especialistas e profissionais de saúde afins, promovendo a colaboração interdisciplinar e a coordenação dos cuidados prestados aos doentes.

A proficiência em vocabulário médico é essencial para promover a comunicação e a colaboração eficazes entre as equipas de cuidados de saúde. A comunicação clara e concisa entre os profissionais de saúde é crucial para assegurar transições de cuidados sem problemas, prevenir erros médicos e otimizar os resultados dos doentes. Ao falarem uma linguagem comum baseada no vocabulário médico, os profissionais de saúde podem transmitir conceitos médicos complexos, discutir estratégias de tratamento e partilhar informações sobre os doentes com precisão e exatidão. Este nível de proficiência de comunicação promove o trabalho em equipa, aumenta a segurança dos doentes e melhora a qualidade geral da prestação de cuidados.

O domínio do vocabulário médico permite aos profissionais de saúde navegar na literatura académica, avaliar criticamente os estudos de investigação e contribuir para o avanço do conhecimento médico através de uma prática baseada em provas. Compreender a terminologia médica especializada é essencial para interpretar os resultados da investigação, sintetizar as provas e aplicar as melhores práticas em contextos clínicos. Ao mergulharem em revistas académicas, manuais e artigos de investigação, os profissionais de saúde podem manter-se a par dos últimos avanços na sua área, informar a sua prática clínica com conhecimentos baseados em provas e contribuir para o crescente corpo de conhecimentos médicos.

A proficiência em vocabulário médico é um pré-requisito para a publicação dos resultados da investigação em revistas com revisão por pares e para a divulgação de novos conhecimentos à comunidade científica em geral. A redação de manuscritos de investigação exige precisão na utilização da língua, clareza na transmissão dos métodos e resultados da investigação e adesão às convenções disciplinares. Os profissionais de saúde que dominam a terminologia médica podem articular eficazmente os resultados da sua investigação, apresentar dados complexos de forma compreensível e contribuir com conhecimentos valiosos para a literatura científica. A publicação de trabalhos de investigação não só aumenta a visibilidade profissional, como também faz avançar a compreensão colectiva das práticas e dos resultados dos cuidados de saúde.

A proficiência em vocabulário médico abre as portas aos profissionais de saúde para participarem em conferências internacionais, apresentarem os resultados da sua investigação e interagirem com colegas de diversas origens culturais e linguísticas. As conferências internacionais servem de plataforma para o intercâmbio de conhecimentos, oportunidades de estabelecimento de contactos e colaboração em iniciativas de saúde globais. Ao comunicarem fluentemente em inglês médico e ao demonstrarem conhecimentos especializados na sua área, os profissionais de saúde podem apresentar as suas contribuições para a investigação, receber feedback dos colegas e estabelecer colaborações que transcendem as fronteiras geográficas. A participação em conferências internacionais melhora o desenvolvimento profissional, fomenta a compreensão intercultural e promove a inovação nas práticas de cuidados de saúde.

O domínio do vocabulário médico é um processo contínuo que requer aprendizagem contínua e desenvolvimento de competências ao longo da carreira de um profissional de saúde. À medida que o conhecimento médico evolui, surgem novos termos, as tecnologias avançam e as melhores práticas mudam. Os profissionais de saúde devem manter-se actualizados com os desenvolvimentos na sua área, expandir o seu repertório de vocabulário e adaptar-se às mudanças nos modelos de prestação de cuidados de saúde. Os programas de formação contínua, os seminários de desenvolvimento profissional e os recursos em linha oferecem oportunidades aos profissionais de saúde para melhorarem as suas competências linguísticas, aprofundarem a sua compreensão da terminologia médica e manterem-se na vanguarda dos avanços na prática dos cuidados de saúde.

A proficiência em vocabulário médico promove a colaboração interdisciplinar e os cuidados em equipa, facilitando a comunicação entre profissionais de saúde de diversas especialidades e disciplinas. Em contextos de cuidados de saúde multidisciplinares, os profissionais com diferentes especializações trabalham em conjunto para dar resposta às necessidades complexas dos doentes, coordenar os planos de tratamento e obter resultados de saúde óptimos. Uma comunicação eficaz baseada na terminologia médica permite uma partilha de informações sem problemas, uma compreensão mútua das funções e responsabilidades e processos de tomada de decisões em colaboração. As equipas de cuidados de saúde que dão prioridade ao domínio do vocabulário médico podem prestar cuidados integrados que respondem às necessidades holísticas dos doentes e promovem a continuidade entre os contextos de cuidados.

Num panorama globalizado de cuidados de saúde caracterizado pela diversidade cultural e variação linguística, a proficiência em vocabulário médico é essencial para promover a competência cultural e responder às necessidades de diversas populações de doentes. Os profissionais de saúde que compreendem as nuances culturais da utilização da língua, respeitam as preferências linguísticas dos doentes e adaptam as suas estratégias de comunicação em conformidade podem criar confiança, aumentar o envolvimento do doente e prestar cuidados centrados no doente. Ao abraçar a diversidade linguística e respeitar as escolhas linguísticas dos doentes, os profissionais de saúde demonstram humildade cultural, fomentam a inclusão na prestação de cuidados e promovem a equidade na saúde de todos os indivíduos.

As considerações éticas desempenham um papel crucial no progresso académico no âmbito da profissão de saúde, orientando a conduta dos profissionais de saúde na investigação, publicação e actividades académicas. A observância de princípios éticos como a integridade, a honestidade, a transparência e o respeito pelos direitos de propriedade intelectual é fundamental para a divulgação dos resultados da investigação ou para a colaboração com colegas em projectos académicos. Os profissionais de saúde devem aderir às diretrizes éticas estabelecidas pelos organismos reguladores, manter a confidencialidade dos dados de investigação, revelar conflitos de interesse de forma transparente e garantir que os seus esforços académicos respeitam os mais elevados padrões de integridade académica.

Os avanços tecnológicos revolucionaram a educação médica, oferecendo ferramentas e recursos inovadores para melhorar a proficiência em vocabulário médico. Plataformas interactivas de e-learning, simulações virtuais, aplicações móveis para a prática da terminologia médica e dicionários online adaptados aos contextos de cuidados de saúde são algumas das inovações tecnológicas que apoiam o desenvolvimento das competências linguísticas dos profissionais de saúde. Estes recursos digitais proporcionam experiências de aprendizagem interactivas, feedback imediato sobre a proficiência linguística e materiais de estudo personalizados que se adaptam a estilos de aprendizagem individuais. A adoção da tecnologia no ensino médico melhora a acessibilidade aos recursos de formação linguística, promove a aprendizagem autónoma e cultiva uma cultura de aprendizagem ao longo da vida entre os profissionais de saúde.

Dado que o panorama dos cuidados de saúde continua a evoluir rapidamente, as direcções futuras do desenvolvimento profissional salientam a integração de iniciativas de formação linguística nos currículos dos cuidados de saúde a todos os níveis de formação. As faculdades de medicina podem incorporar cursos sobre terminologia médica, capacidades de comunicação e competência cultural no seu currículo de base para preparar os estudantes para contextos de prática diversificados. Os programas de formação contínua podem oferecer módulos de formação especializada em vocabulário médico avançado para profissionais de saúde que procuram melhorar as suas competências linguísticas. Adotar uma abordagem multidimensional ao desenvolvimento profissional que englobe a proficiência linguística, a competência cultural, as considerações éticas e a literacia tecnológica será essencial para equipar os profissionais de saúde com as competências necessárias para prosperar num ambiente de cuidados de saúde globalizado.

Em conclusão, o desenvolvimento profissional e a progressão académica são componentes vitais do percurso de um profissional de saúde em direção à excelência na prática clínica, aos estudos de investigação e à colaboração global. O domínio do vocabulário médico é uma pedra angular para o sucesso nestes empreendimentos, melhorando a eficácia da comunicação, facilitando a troca de conhecimentos, promovendo a colaboração interdisciplinar e promovendo os cuidados centrados no doente. Os profissionais de saúde que dão prioridade ao desenvolvimento de competências linguísticas demonstram um compromisso com a aprendizagem contínua, a competência cultural, a conduta ética e a inovação na prática dos cuidados de saúde. Ao aceitarem a importância de dominar o vocabulário médico como uma competência-chave no desenvolvimento profissional, os profissionais de saúde podem navegar pelas complexidades do panorama moderno dos cuidados de saúde com confiança, competência e compaixão.

Esta passagem alargada desenvolve a importância de dominar o vocabulário médico para o desenvolvimento profissional e o avanço académico nos cuidados de saúde. Explora a forma como a proficiência em terminologia médica melhora a competência clínica, a eficácia da comunicação, a colaboração interdisciplinar, a investigação académica, as considerações de competência cultural, os imperativos éticos, as inovações tecnológicas na educação, as direcções futuras em iniciativas de desenvolvimento profissional no âmbito da evolução do panorama dos cuidados de saúde.

3.3. Estratégias para o ensino do vocabulário médico nos cursos de ESP

No domínio do inglês para fins específicos (ESP), o ensino do vocabulário médico é uma componente crucial do ensino da língua para os profissionais de saúde. A aquisição e a aplicação eficazes da terminologia médica são essenciais para uma comunicação clara, uma documentação exacta e interações bem sucedidas com os doentes. Para facilitar o processo de aprendizagem, os educadores empregam uma variedade de estratégias, com a aprendizagem contextualizada a emergir como uma abordagem altamente eficaz. Esta secção analisa a importância da aprendizagem contextualizada no ensino do vocabulário médico, explorando o seu impacto na compreensão, retenção e aplicação prática dos alunos em contextos clínicos autênticos.

Aprendizagem contextualizada

A aprendizagem contextualizada envolve a integração do vocabulário médico em cenários clínicos autênticos, permitindo aos alunos aplicar a terminologia em contextos realistas que reflectem a sua prática profissional. Ao situar o ensino da língua em contextos de cuidados de saúde relevantes, os educadores criam oportunidades para os alunos se envolverem com o vocabulário médico de uma forma significativa e prática. Esta abordagem não só melhora a compreensão e a retenção da terminologia por parte dos alunos, como também promove o desenvolvimento de competências de comunicação essenciais necessárias para o seu futuro papel como profissionais de saúde.

Estudos de casos. Um método eficaz de aprendizagem contextualizada é a utilização de estudos de caso para mergulhar os alunos em cenários médicos da vida real. Os educadores podem apresentar aos alunos casos detalhados de pacientes, incluindo históricos médicos, sintomas, testes de diagnóstico e planos de tratamento. Através destes estudos de caso, os alunos encontram uma grande variedade de termos médicos em contexto, permitindo-lhes compreender as nuances da utilização da terminologia em contextos clínicos específicos. Por exemplo, um estudo de caso envolvendo um paciente com doença cardiovascular exporia os alunos a termos relevantes como "aterosclerose", "hipertensão", "angina" e "cardiomiopatia", proporcionando uma compreensão abrangente desses termos no contexto de uma condição médica específica.

Exercícios de dramatização. A incorporação de exercícios de representação de papéis no ensino da língua permite que os alunos se envolvam ativamente com o vocabulário médico enquanto simulam interações profissionais. Os alunos podem assumir papéis como médicos, enfermeiros ou doentes e participar em consultas médicas simuladas, discussões de diagnóstico ou sessões de planeamento de tratamentos. Esta abordagem interactiva não só reforça a aquisição de terminologia médica, como também aperfeiçoa as competências linguísticas dos alunos na expressão de sintomas, na prestação de explicações e na discussão de opções de tratamento. Por exemplo, um cenário de dramatização que envolve um médico a explicar um plano de tratamento a um doente com diabetes requer a utilização de termos como "terapia com insulina", "monitorização da glucose" e "hipoglicemia", proporcionando aos alunos experiência prática na utilização destes termos num contexto clínico.

Simulações. A utilização de simulações, tais como encontros virtuais com doentes ou software médico interativo, oferece aos estudantes uma experiência prática na aplicação do vocabulário médico em ambientes clínicos realistas. As simulações podem reproduzir vários ambientes de cuidados de saúde, incluindo salas de emergência, clínicas de ambulatório ou salas de cirurgia, permitindo aos estudantes navegar em cenários médicos complexos enquanto utilizam a terminologia adequada. Por exemplo, uma simulação que envolve a avaliação e gestão de um doente simulado com dificuldades respiratórias expõe os alunos a termos como "embolia pulmonar", "frequência respiratória", "auscultação" e "oximetria de pulso", permitindo-lhes praticar a utilização destes termos no contexto de situações de cuidados agudos.

Materiais autênticos. A incorporação de materiais autênticos, como registos médicos, relatórios de diagnóstico e materiais educativos para doentes, no ensino da língua proporciona aos alunos a exposição a documentação e comunicação médicas genuínas. A análise de materiais autênticos permite que os alunos se deparem com a terminologia médica no seu contexto natural, adquirindo conhecimentos sobre a forma como estes termos são utilizados na prática clínica. Ao examinar exemplos reais de comunicação médica, os alunos desenvolvem a capacidade de interpretar e produzir uma linguagem precisa e contextualmente apropriada nos seus futuros empreendimentos profissionais.

Recursos multimédia interactivos. A integração de recursos multimédia interactivos, tais como modelos anatómicos virtuais, glossários médicos interactivos e apresentações de casos multimédia, oferece aos alunos plataformas dinâmicas e interessantes para a exploração do vocabulário médico em contextos autênticos. Estes recursos fornecem representações visuais e interactivas de conceitos médicos, permitindo aos alunos interagir com estruturas anatómicas, explorar processos de doença e reforçar a sua compreensão da terminologia através de experiências imersivas. Por exemplo, os módulos interactivos de anatomia podem ajudar os alunos a associar termos anatómicos a representações visuais de sistemas corporais, aumentando a sua capacidade de compreender e recordar terminologia médica complexa.

Avaliação através de tarefas autênticas. Avaliar a proficiência dos alunos em vocabulário médico através de tarefas autênticas, como escrever planos de tratamento de doentes, apresentar relatórios de casos ou participar em discussões de equipas interdisciplinares, reforça a aplicação prática da terminologia aprendida. Ao avaliar a capacidade dos alunos para utilizarem eficazmente o vocabulário médico em tarefas que reflectem cenários de cuidados de saúde do mundo real, os educadores podem avaliar a sua preparação para a prática profissional, ao mesmo tempo que fornecem um feedback significativo para o desenvolvimento de mais competências.

Considerações pedagógicas. Ao implementar estratégias de aprendizagem contextualizadas para o ensino de vocabulário médico, os educadores devem ter em conta as diversas origens linguísticas e os conhecimentos prévios dos seus alunos. Adaptar os materiais de instrução para acomodar diferentes níveis de proficiência linguística e conhecimentos médicos garante que todos os alunos possam envolver-se efetivamente com o conteúdo. Além disso, a criação de um ambiente de aprendizagem de apoio que encoraje a participação ativa, promova experiências de aprendizagem em colaboração e proporcione oportunidades de feedback e reflexão aumenta a eficácia das abordagens de aprendizagem contextualizada.

Dotar os educadores de formação especializada no ensino do vocabulário médico em contextos autênticos é essencial para otimizar a eficácia das estratégias de aprendizagem contextualizada. As iniciativas de desenvolvimento profissional devem centrar-se em melhorar os conhecimentos dos educadores sobre a terminologia médica, aperfeiçoar as suas competências de conceção pedagógica para actividades de aprendizagem contextualizadas e promover a compreensão das necessidades linguísticas e comunicativas específicas dos contextos de cuidados de saúde. Ao capacitar os educadores com os conhecimentos e recursos necessários, as instituições podem garantir a prestação de um ensino de línguas de elevada qualidade, adaptado às necessidades específicas dos profissionais de saúde.

Embora a aprendizagem contextualizada ofereça vantagens significativas para o ensino do vocabulário médico, os educadores podem deparar-se com desafios relacionados com a disponibilidade de recursos, a integração tecnológica e a conceção da avaliação. Para ultrapassar estes desafios, é necessária uma colaboração contínua entre os professores de línguas, os profissionais de saúde e os tecnólogos da educação para desenvolver soluções inovadoras que respondam às necessidades em evolução dos cursos de ESP. As direcções futuras no ensino do vocabulário médico envolverão provavelmente o aproveitamento de tecnologias emergentes, tais como simulações de realidade virtual, plataformas de aprendizagem de línguas orientadas para a inteligência artificial e sistemas de aprendizagem adaptativos para proporcionar experiências de aprendizagem imersivas e personalizadas aos profissionais de saúde.

Em conclusão, as estratégias de aprendizagem contextualizada desempenham um papel fundamental no ensino do vocabulário médico nos cursos de ESP, mergulhando os alunos em contextos clínicos autênticos que reflectem a sua futura prática profissional. Através de estudos de casos, exercícios de role-playing, simulações, materiais autênticos, recursos multimédia interactivos e avaliação através de tarefas autênticas, os educadores podem facilitar eficazmente a aquisição e a aplicação da terminologia médica. Ao adotar considerações pedagógicas e o desenvolvimento profissional dos educadores, as instituições podem garantir a implementação bem sucedida de abordagens de aprendizagem contextualizadas, adaptadas às necessidades linguísticas e comunicativas específicas dos contextos de cuidados de saúde. À medida que os cursos de ESP continuam a evoluir, a adoção de soluções inovadoras e a abordagem dos desafios emergentes serão essenciais para otimizar a eficácia das estratégias de aprendizagem contextualizada no ensino do vocabulário médico.

Auxílios visuais e recursos multimédia

A aquisição de vocabulário médico é um aspeto fundamental do ensino da língua para profissionais de saúde nos cursos de Inglês para Fins Específicos (ESP). Neste contexto, a utilização de ajudas visuais, diagramas, vídeos e recursos multimédia interactivos desempenha um papel fundamental para facilitar a compreensão e a retenção de terminologia médica complexa. Ao incorporar representações visuais de estruturas anatómicas, procedimentos médicos e instrumentos de diagnóstico, os educadores podem fornecer aos alunos associações tangíveis que melhoram a sua compreensão da terminologia médica em contextos clínicos autênticos. Esta secção analisa a importância dos recursos visuais e multimédia no ensino do vocabulário médico, explorando o seu impacto na participação, compreensão e aplicação prática dos alunos em contextos de cuidados de saúde.

Os recursos visuais e multimédia são ferramentas inestimáveis para melhorar a aquisição de vocabulário médico, oferecendo aos estudantes plataformas dinâmicas e interactivas para explorar conceitos complexos de cuidados de saúde. Estes recursos fornecem representações visuais de estruturas anatómicas, processos fisiológicos, procedimentos médicos e ferramentas de diagnóstico, permitindo aos alunos relacionar a terminologia com conceitos tangíveis e contextualizados. Ao interagir com ajudas visuais e recursos multimédia, os estudantes podem desenvolver uma compreensão mais profunda da terminologia médica, ao mesmo tempo que aperfeiçoam a sua capacidade de aplicar estes termos no panorama dinâmico e multifacetado da prática dos cuidados de saúde.

Estruturas Anatómicas e Terminologia. Recursos visuais como diagramas anatómicos, modelos 3D e atlas interactivos oferecem aos alunos uma compreensão visual abrangente das estruturas anatómicas e da terminologia associada. Por exemplo, as aplicações de software interativo podem proporcionar aos alunos experiências imersivas na exploração dos sistemas do corpo humano, permitindo-lhes visualizar e interagir com as estruturas anatómicas e, simultaneamente, aprender a terminologia médica relevante. Ao associar termos como "ventrículos", "válvulas", "artérias" e "veias" às suas localizações e funções anatómicas correspondentes, os alunos podem desenvolver uma base sólida em terminologia cardiovascular no contexto da estrutura e função intrincadas do coração humano.

Procedimentos e técnicas médicas. As representações visuais de procedimentos e técnicas médicas através de vídeos e simulações interactivas permitem que os alunos compreendam os meandros das intervenções clínicas, ao mesmo tempo que se familiarizam com a terminologia associada. Por exemplo, os vídeos que demonstram procedimentos cirúrgicos ou técnicas de diagnóstico por imagem permitem que os alunos observem estes processos em ação, reforçando a sua compreensão de termos como "laparoscopia", "artroscopia", "ultra-sons" e "ressonância magnética". Ao assistir a estes procedimentos de forma visual, os alunos adquirem conhecimentos sobre a aplicação prática do vocabulário médico no contexto de diversas intervenções clínicas.

Ferramentas de diagnóstico e imagiologia. A utilização de recursos multimédia para apresentar ferramentas de diagnóstico e modalidades de imagiologia proporciona aos alunos uma compreensão abrangente do equipamento médico e das técnicas de imagiologia, juntamente com a terminologia correspondente. Módulos interactivos com imagens radiológicas, electrocardiogramas ou equipamento de laboratório permitem que os alunos explorem a interpretação de resultados de diagnóstico enquanto se familiarizam com termos como "ecocardiografia", "eletroencefalograma (EEG)", "tomografia computorizada (CT)" e "angiografia por ressonância magnética (MRA)". Ao envolverem-se com estas representações visuais, os alunos podem desenvolver proficiência na articulação e interpretação da terminologia relacionada com as modalidades de diagnóstico em contextos clínicos autênticos.

Processos fisiopatológicos. As ajudas visuais e os recursos multimédia desempenham um papel crucial na elucidação de processos fisiopatológicos complexos, permitindo aos alunos compreender os mecanismos subjacentes às doenças, ao mesmo tempo que adquirem a terminologia médica associada. Por exemplo, os vídeos animados que retratam a patologia celular, a progressão da doença ou os mecanismos farmacológicos fornecem aos alunos uma perspetiva visual de conceitos como "inflamação", "neoplasia", "resposta imunitária" e "farmacocinética". Ao visualizar estes processos em ação, os alunos podem obter uma compreensão mais profunda da terminologia médica no contexto da patologia da doença e das intervenções terapêuticas.

Materiais de educação do paciente. A incorporação de recursos visuais nos materiais de educação do paciente aumenta a capacidade dos alunos de comunicar informações médicas de forma eficaz, ao mesmo tempo que reforça a sua compreensão da terminologia centrada no paciente. Os módulos interactivos que incluem vídeos de educação para a saúde, ilustrações anatómicas e guias de administração de medicamentos permitem que os alunos explorem os materiais de educação do doente num formato multimédia. Esta abordagem permite que os alunos se familiarizem com termos como "adesão", "contra-indicações", "efeitos secundários" e "autoadministração", preparando-os para comunicar eficazmente com os doentes, utilizando o vocabulário médico adequado.

Competência cultural e comunicação. As ajudas visuais e os recursos multimédia também desempenham um papel crucial na promoção da competência cultural e da comunicação eficaz em contextos de cuidados de saúde. Ao incorporar representações visuais de diversas práticas culturais, cenários de comunicação e interações com os doentes, os educadores podem preparar os estudantes para navegarem pelas nuances linguísticas e culturais enquanto utilizam a terminologia médica. Por exemplo, os vídeos que representam consultas interculturais de doentes ou módulos interactivos que apresentam perfis de doentes culturalmente diversos permitem que os estudantes se envolvam com a terminologia no contexto de uma comunicação de cuidados de saúde culturalmente sensível, melhorando a sua capacidade de comunicar eficazmente com populações de doentes diversas.

Acessibilidade e inclusão. A incorporação de ajudas visuais e de recursos multimédia promove a acessibilidade e a inclusão nos cursos de ESP, ao satisfazer diversos estilos de aprendizagem e ao acomodar estudantes com antecedentes linguísticos variados. As representações visuais oferecem um modo alternativo de aprendizagem que complementa a instrução linguística tradicional, proporcionando vias multimodais para a compreensão e retenção da terminologia médica. Além disso, os recursos multimédia interactivos podem ser concebidos para oferecer apoio multilingue, assegurando que os estudantes de diversas origens linguísticas possam interagir com o vocabulário médico na sua língua preferida, ao mesmo tempo que adquirem proficiência em inglês como língua de comunicação dos cuidados de saúde.

Ao integrar ajudas visuais e recursos multimédia em cursos de ESP para o ensino de vocabulário médico, os educadores devem considerar estratégias pedagógicas que optimizem o envolvimento e a compreensão dos alunos. Adaptar os materiais visuais aos diversos estilos de aprendizagem, proporcionar oportunidades de exploração interactiva e oferecer orientação para a análise crítica das representações visuais são considerações essenciais para uma implementação eficaz. Além disso, a promoção de experiências de aprendizagem em colaboração através de discussões em grupo, sessões de feedback entre pares e tarefas interactivas aumenta a eficácia dos recursos visuais e multimédia como componentes integrais do ensino do vocabulário médico.

Dotar os educadores de formação especializada na utilização de recursos visuais e multimédia nos cursos de ESP é essencial para otimizar a eficácia destas ferramentas de ensino. As iniciativas de desenvolvimento profissional devem centrar-se no reforço da proficiência dos educadores na seleção, conceção e integração de materiais visuais que correspondam às necessidades linguísticas e comunicativas específicas dos contextos de cuidados de saúde. Ao capacitar os educadores com os conhecimentos necessários para utilizar eficazmente os recursos visuais e multimédia, as instituições podem garantir o ensino de línguas de elevada qualidade, adaptado às necessidades específicas dos profissionais de saúde.

Embora os recursos visuais e multimédia ofereçam vantagens significativas para o ensino do vocabulário médico, os educadores podem deparar-se com desafios relacionados com a disponibilidade de recursos, a integração tecnológica e as considerações de acessibilidade. Para ultrapassar estes desafios, é necessária uma colaboração contínua entre os professores de línguas, os tecnólogos da educação e os profissionais de saúde para desenvolver soluções inovadoras que respondam às necessidades em evolução dos cursos de ESP. As direcções futuras na utilização de ajudas visuais e recursos multimédia envolverão provavelmente o aproveitamento de tecnologias emergentes, como aplicações de realidade aumentada, simulações virtuais interactivas e plataformas multimédia adaptativas, para proporcionar experiências de aprendizagem imersivas e personalizadas aos profissionais de saúde.

Em conclusão, a integração de ajudas visuais e recursos multimédia serve como pedra angular para melhorar a aquisição de vocabulário médico nos cursos de ESP, proporcionando aos estudantes plataformas dinâmicas para explorar conceitos complexos de cuidados de saúde. Através da utilização de representações visuais de estruturas anatómicas, procedimentos médicos, instrumentos de diagnóstico, processos fisiopatológicos, materiais de educação do doente, cenários de competência cultural, práticas de comunicação, considerações de acessibilidade, estratégias pedagógicas, desenvolvimento profissional para educadores, desafios enfrentados pelos educadores e direcções futuras na utilização de auxílios visuais e recursos multimédia nos cursos de ESP.

2.3 Construção de vocabulário através da leitura e da escrita

O desenvolvimento de um vocabulário médico robusto é essencial para os profissionais de saúde que frequentam cursos de Inglês para Fins Específicos (ESP). Para cultivar a proficiência em terminologia especializada, os educadores utilizam exercícios de leitura e escrita como componentes integrais do ensino da língua. Incentivar os alunos a envolverem-se em textos médicos autênticos, revistas, relatórios de casos e exercícios de escrita não só os expõe a vocabulário médico diversificado em contexto, como também lhes dá oportunidades de praticar e interiorizar terminologia especializada de forma exacta e coerente. Esta secção aprofunda a importância do enriquecimento do vocabulário através da leitura e da escrita, explorando o seu impacto na aquisição da linguagem, na compreensão clínica e na comunicação eficaz em contextos de cuidados de saúde.

A incorporação de textos médicos autênticos, revistas e relatórios de casos serve como pedra angular para expandir o vocabulário médico dos alunos nos cursos de ESP. A exposição a materiais autênticos mergulha os alunos nos meandros linguísticos do discurso sobre cuidados de saúde, permitindo-lhes encontrar terminologia especializada em contextos do mundo real. Ao envolverem-se com a literatura médica, os alunos adquirem conhecimentos sobre as nuances da comunicação clínica, convenções disciplinares e práticas baseadas em provas, aperfeiçoando assim a sua capacidade de compreender e utilizar o vocabulário médico de forma eficaz.

Gama diversificada de textos médicos. Os cursos de ESP integram uma gama diversificada de textos médicos para expor os alunos a vários géneros e estilos de comunicação escrita predominantes nos domínios dos cuidados de saúde. Os alunos deparam-se com artigos académicos, estudos de casos clínicos, trabalhos de investigação, relatórios de diagnóstico, registos de pacientes, diretrizes farmacêuticas e documentos de políticas de cuidados de saúde, cada um apresentando caraterísticas linguísticas distintas e terminologia especializada. Por exemplo, os alunos podem navegar através de artigos de revistas que elucidam avanços na genética molecular, ensaios clínicos que descrevem a eficácia de novas modalidades de tratamento, ou relatórios de diagnóstico que detalham achados radiológicos em diversas populações de pacientes. Esta exposição dota os alunos de uma compreensão abrangente do discurso médico, ao mesmo tempo que promove a versatilidade na navegação por diversos formatos textuais e registos linguísticos.

Aquisição contextualizada de vocabulário médico. A leitura de textos médicos autênticos proporciona aos alunos uma exposição contextualizada a vocabulário especializado incorporado em narrativas clínicas, discussões científicas e documentação de cuidados de saúde. Os alunos encontram termos como "etiologia", "prognóstico", "comorbidade", "farmacocinética", "efeitos adversos", "manifestações clínicas" e "intervenções terapêuticas" no contexto de cenários médicos do mundo real. Esta aquisição contextualizada permite que os alunos compreendam os significados matizados e a utilização adequada da terminologia médica, ao mesmo tempo que interiorizam as estruturas linguísticas inerentes à comunicação no domínio dos cuidados de saúde.

Análise de convenções disciplinares. O contacto com textos médicos promove a capacidade dos alunos para analisar convenções disciplinares e estratégias retóricas predominantes no discurso dos cuidados de saúde. Os alunos discernem a estrutura de artigos académicos, a organização de relatórios de casos de pacientes, a apresentação de resultados de investigação e a formulação de argumentos baseados em provas. Ao avaliar criticamente estas convenções textuais, os alunos desenvolvem uma maior consciência da forma como a informação médica é estruturada, comunicada e disseminada em contextos profissionais, aumentando assim a sua proficiência na navegação e produção de discurso escrito especializado.

Integração de recursos multimodais. A incorporação de recursos multimodais nos textos médicos enriquece as experiências de leitura dos alunos ao oferecer ajudas visuais, ilustrações, imagens de diagnóstico e elementos interactivos que complementam a informação textual. Por exemplo, os artigos académicos podem incluir representações visuais de vias moleculares, diagramas anatómicos ou imagens radiológicas que elucidam conceitos complexos, reforçando simultaneamente a terminologia associada. Esta integração de recursos multimodais melhora a compreensão do vocabulário médico pelos alunos, fornecendo contextualização visual e reforçando o conteúdo textual através de diversas modalidades.

Competências de Leitura Crítica e Prática Baseada em Evidências. A leitura de textos médicos autênticos cultiva as capacidades de leitura crítica dos alunos e promove uma compreensão da prática baseada em provas no âmbito das disciplinas de cuidados de saúde. Os alunos aprendem a avaliar a credibilidade das fontes, a analisar metodologias de investigação, a interpretar dados estatísticos e a sintetizar provas empíricas apresentadas na literatura académica. Este envolvimento com a prática baseada em provas não só melhora a capacidade dos alunos para compreender e utilizar a terminologia médica, mas também os equipa com as competências fundamentais necessárias para a tomada de decisões baseadas em provas no âmbito da prática clínica e dos esforços de investigação.

Importância dos exercícios de escrita no desenvolvimento do vocabulário médico. Os exercícios de escrita desempenham um papel fundamental para facilitar a aplicação prática e a interiorização do vocabulário médico especializado nos cursos de ESP. Através de tarefas de escrita, tais como resumir casos de pacientes, compor relatórios médicos, redigir resumos de investigação e formular documentação clínica, os alunos envolvem-se na produção ativa de linguagem que reforça o seu domínio da terminologia médica, ao mesmo tempo que aperfeiçoa a sua proficiência comunicativa.

Aplicação de terminologia especializada. Os exercícios de escrita oferecem aos alunos a oportunidade de aplicar terminologia especializada na construção de narrativas coerentes, articulando descobertas clínicas e formulando argumentos baseados em evidências. Por exemplo, os alunos podem sintetizar histórias de pacientes usando termos como "sintomas apresentados", "histórico médico anterior", "histórico familiar", "determinantes sociais da saúde" e "exames diagnósticos", integrando assim o vocabulário médico em resumos abrangentes de casos de pacientes. Do mesmo modo, os alunos podem redigir resumos de investigação com termos como "metodologia", "resultados", "análise estatística", "significado" e "implicações", demonstrando a sua capacidade de comunicar informações científicas utilizando uma linguagem precisa e específica da disciplina.

Documentação clínica e prática reflexiva. A participação em exercícios de escrita que simulam a documentação clínica permite aos alunos criar narrativas concisas e exactas que captam informações clínicas essenciais, respeitando as normas profissionais. Os alunos praticam a documentação de avaliações de doentes, planos de tratamento, notas de progresso, resumos de alta e comunicação interdisciplinar utilizando terminologia específica de diversas especialidades de cuidados de saúde.

Além disso, as tarefas de escrita reflexiva levam os alunos a articular as suas experiências clínicas, dilemas éticos, colaborações interprofissionais e cuidados centrados no doente, utilizando uma linguagem reflexiva baseada na comunicação empática e na responsabilidade profissional.

Competências de comunicação profissional. Exercícios de escrita promovem o desenvolvimento de competências de comunicação profissional essenciais para uma colaboração interprofissional eficaz e cuidados centrados no paciente. Os alunos aprendem a compor e-mails claros e concisos, correspondência formal, relatórios de transferência interdisciplinares, documentos de consentimento informado e materiais de educação do paciente, empregando ao mesmo tempo a terminologia médica apropriada adaptada a diversos contextos de comunicação. Esta ênfase na comunicação profissional dota os estudantes da competência linguística necessária para fomentar relações de colaboração no seio das equipas de cuidados de saúde e transmitir informações médicas complexas a diversos públicos.

Práticas de feedback e revisão. A integração de práticas de feedback e revisão nos exercícios de escrita permite que os alunos aperfeiçoem o uso de vocabulário especializado enquanto recebem orientação construtiva de educadores e colegas. Através de sessões de revisão entre pares, feedback do professor e actividades de autoavaliação, os alunos melhoram iterativamente a sua proficiência na utilização de terminologia médica com precisão, clareza e coerência. Este processo iterativo não só reforça a compreensão do vocabulário especializado por parte dos alunos, como também cultiva uma cultura de melhoria contínua da expressão linguística em contextos profissionais.

Plataformas de escrita com tecnologia avançada. A utilização de plataformas de escrita com tecnologia avançada facilita os exercícios de escrita interactiva que oferecem feedback em tempo real, funcionalidades de edição colaborativa, integração de multimédia e ferramentas de aprendizagem adaptáveis. Os alunos participam em ambientes virtuais de escrita equipados com corretores ortográficos, sugestões gramaticais, ferramentas de melhoria do vocabulário, sistemas de gestão de citações e capacidades de incorporação de multimédia que simplificam o processo de composição de textos médicos coerentes e linguisticamente precisos. Além disso, estas plataformas suportam a integração de ajudas visuais, recursos multimédia e elementos interactivos que enriquecem a comunicação escrita dos alunos, reforçando simultaneamente a utilização de vocabulário médico especializado.

Integração de Portfólios de Escrita Reflexiva. A integração de portefólios de escrita reflexiva nos cursos de ESP incentiva os alunos a documentar o seu percurso de aprendizagem da língua enquanto reflectem sobre a evolução da sua proficiência na utilização da terminologia médica. Os alunos elaboram portefólios de reflexão que incluem auto-avaliações críticas, narrativas de desenvolvimento da língua, desafios linguísticos encontrados, estratégias de enriquecimento do vocabulário e percepções pessoais sobre o significado de uma comunicação eficaz na prática dos cuidados de saúde. Esta prática reflexiva não só consolida o domínio do vocabulário médico por parte dos alunos, como também fomenta a consciência metacognitiva e as estratégias de aprendizagem autónoma da língua, essenciais para o desenvolvimento profissional contínuo.

Ao incorporar exercícios de leitura e escrita para enriquecimento de vocabulário nos cursos de ESP para profissionais de saúde, os educadores devem considerar estratégias pedagógicas que optimizem a aquisição da língua e promovam a aplicação prática. Adaptar os materiais de leitura às diversas especialidades de cuidados de saúde, fornecer tarefas de escrita em andaimes que aumentem gradualmente de complexidade, integrar oportunidades de colaboração entre pares para obter feedback construtivo e promover práticas de reflexão que melhorem a consciência metacognitiva são considerações essenciais para uma implementação eficaz. Para além disso, a promoção de um ambiente de aprendizagem inclusivo que acolha diversas origens linguísticas, ao mesmo tempo que fomenta uma cultura de diversidade linguística, é fundamental para cultivar uma comunidade de aprendizagem linguisticamente rica nos cursos de ESP.

Para otimizar a eficácia destas ferramentas de ensino, é essencial dotar os educadores de formação especializada na conceção de materiais de leitura e de tarefas de escrita adaptadas às necessidades linguísticas específicas dos contextos de cuidados de saúde. As iniciativas de desenvolvimento profissional devem centrar-se no reforço da proficiência dos formadores na seleção de textos médicos autênticos relevantes para diversas especialidades de cuidados de saúde, na conceção de exercícios de escrita que simulem práticas de documentação clínica do mundo real, na incorporação de plataformas de escrita com tecnologia avançada que facilitem a produção linguística interactiva e na integração de portefólios de escrita reflexiva que promovam a consciência metacognitiva. Ao capacitar os educadores com os conhecimentos necessários para utilizar eficazmente os exercícios de leitura e de escrita, as instituições podem garantir o ensino de línguas de elevada qualidade, adaptado às necessidades específicas dos profissionais de saúde.

Embora a leitura de textos médicos autênticos e a participação em exercícios de escrita ofereçam benefícios significativos para o enriquecimento do vocabulário nos cursos de ESP, os educadores podem deparar-se com desafios relacionados com a curadoria de recursos, a complexidade da conceção de tarefas, considerações de integração tecnológica e metodologias de avaliação. Para ultrapassar estes desafios, é necessária uma colaboração contínua entre professores de línguas, tecnólogos educacionais, profissionais de saúde e criadores de currículos para desenvolver soluções inovadoras que respondam às necessidades em evolução dos cursos de ESP. As direcções futuras no enriquecimento do vocabulário através da leitura e da escrita envolverão provavelmente o aproveitamento de tecnologias emergentes, tais como ferramentas de processamento de linguagem natural para feedback automático sobre tarefas escritas, ambientes virtuais de escrita colaborativa para a prática interdisciplinar da língua, plataformas de leitura adaptativa para percursos personalizados de aquisição da língua e simulações imersivas para experiências contextualizadas de aprendizagem da língua no âmbito de diversas especialidades de cuidados de saúde.

Concluindo, a integração da leitura de textos médicos autênticos e a participação em exercícios de escrita serve como pedra angular para promover a proficiência em terminologia médica especializada nos cursos de ESP para profissionais de saúde. Ao encorajar os alunos a lerem diversos textos médicos em contextos autênticos, ao mesmo tempo que participam em exercícios de escrita que simulam práticas de documentação clínica do mundo real, utilizando uma expressão linguística focada na precisão em contextos profissionais.

CAPÍTULO IV. ESTRATÉGIAS E ABORDAGENS PARA O ENSINO E A APRENDIZAGEM DA TERMINOLOGIA MÉDICA

4.1. Técnicas e métodos de compreensão da terminologia médica

A utilização de uma terminologia especializada no domínio da medicina e das ciências da saúde facilita a comunicação eficaz entre os especialistas no domínio da ciência. A terminologia médica, caracterizada por termos complexos e longos, como amonashydrocarydoymphaeoid e encephalomyeoneuropathy, enfrenta dificuldades de pronúncia, ortografia, retenção e compreensão. De acordo com Kenneth e Chuntana Metold (1975), a escrita médica baseia-se fortemente em vocabulário especializado que pode ser difícil de traduzir ou definir.

A análise de termos médicos de uma forma sistemática e interactiva aumenta consideravelmente a compreensão e a retenção de terminologia complexa por parte dos alunos. Ao decompor os termos médicos, aprender os seus significados e envolver os alunos em actividades de aprendizagem interactivas, os educadores podem criar um ambiente de aprendizagem dinâmico e envolvente que promove a participação ativa e a aprendizagem. Neste guia completo, exploramos estratégias eficazes para analisar termos médicos e ensiná-los aos alunos utilizando métodos interactivos.

Desconstrução de termos médicos

A desconstrução de termos médicos envolve dividi-los em suas partes componentes, incluindo prefixos, palavras-raiz e sufixos. Compreender esses elementos é essencial para entender o significado de uma terminologia médica complexa. Vamos dar uma olhada mais profunda em cada componente com explicações e exemplos:

1. Prefixos:

- "Pre-" (antes): Este prefixo indica algo que aconteceu antes de um determinado evento ou situação. Por exemplo, "pré-operatório" refere-se a acções ou procedimentos que ocorrem antes de uma cirurgia.

- "Post-" (depois): Refere-se a algo que aconteceu depois de um determinado evento ou processo. Por exemplo, "postnatal" refere-se ao período após o parto.

- "Sub-" (abaixo): refere-se a algo abaixo ou a um determinado nível. "Subcutâneo" significa sob a pele.

- "Hyper-" (excessivo): indica um estado extremo ou elevado. "Hiperglicemia" significa níveis elevados de açúcar no sangue.

- "Hypo-" (deficiência): refere-se a uma deficiência ou a um nível abaixo do normal. Por exemplo, "hipotiroidismo", que significa uma glândula tiroide pouco ativa.

2. Palavras de raiz:

- "Cardio-" (coração): A raiz da palavra "Cardio-" refere-se ao coração. Por exemplo, "Cardiologia" estuda as doenças relacionadas com o coração.

- "Derm-" (pele): refere-se à pele, como se vê no termo "dermatologia", que se refere a doenças e distúrbios da pele.

- "Neuro-" (sistema nervoso): refere-se ao sistema nervoso, por exemplo, "neurologia", o ramo da medicina que se ocupa das doenças neurológicas.

- "Gastro-" (estômago): relacionado com o estômago, como "gastroenterologia", o estudo do sistema digestivo.

- "Osteo-" (osso): Referindo-se aos ossos, uma condição caracterizada por ossos enfraquecidos, vista em termos como "osteoporose".

3. Sufixos:

- "-ectomia" (remoção cirúrgica): Este apêndice indica a remoção cirúrgica de uma parte específica do corpo. Por exemplo, "appendectomy" é a remoção cirúrgica do apêndice.

- "-itis" (inflamação): Indica a inflamação de um órgão ou tecido específico. "Appendicitis" é uma inflamação do apêndice.

- "-ology" (estudo): Indica o estudo ou a disciplina de um determinado assunto. Por exemplo, "oncology" (oncologia) estuda o cancro.

- "-pathy": refere-se a uma doença ou distúrbio. Um exemplo é "neuropathy" que significa dano ou doença de um nervo.

- "-emia" (doença do sangue): refere-se a uma doença relacionada com o sangue. "Anemia" significa uma deficiência de glóbulos vermelhos ou de hemoglobina.

Ao compreender os prefixos, as raízes e os sufixos da terminologia médica e ao estudar exemplos de cada categoria, os alunos podem melhorar a sua capacidade de decifrar e compreender eficazmente termos médicos complexos.

a) O termo hemangioendoteliossarcoma pode ser dividido da seguinte forma

Heme - = sangue

-angi(o) - = navio

-endothel (o) = pertencente ao endotélio

-sarcoma = tumor.

O hemangioendoteliossarcoma é um tumor maligno dos vasos sanguíneos com massa endotelial.

b) O termo Eletroencefalografia pode ser dividido da seguinte forma:

Electr(o) - = elétrico

-en - = dentro

-cephal(o) - = cabeça (o conjunto en + cephalo significa cérebro)

-grafia = escrita ou registo.

Por conseguinte, a eletroencefalografia pode ser definida como o processo de registo da atividade eléctrica do cérebro.

c) O termo histeroaplingooforectomia pode ser analisado da seguinte forma: hyster(o) - = pertencente ao útero.

-saplingo- = trompa uterina

-oophor(o) = ovário

-ectomia = excisão

A combinação dos elementos isolados acima referidos pode conduzir à seguinte definição: Excisão do útero (juntamente com a trompa uterina e os ovários).

d) O termo otorrinolaringologista é constituído pelos seguintes elementos:

ot(o)- = orelha.

-rhin(o) = nariz

-laryng(o) = laringe

-log (y) em vez de (- ist) = um especialista ou um perito num domínio de investigação ou numa condição médica específica.

Os significados derivados destes elementos podem ser combinados para formar a seguinte definição: Especialista no tratamento de doenças do ouvido, do nariz e da garganta.

e) Encefalomieloneuropatia:

Encefálico (o) - = cérebro

-myel (o) - = medula espinal

-neur (o) - = nervos

-patia = estado de doença

Doença que afecta o cérebro, a medula espinal e os nervos periféricos.

f) Dermatomucosomiosite:

Dermat (o) - = pele

-mucos (o)- = membrana mucosa

-hly (o) - = músculo

-itis = inflamação.

4. Vogal de ligação

Deve-se prestar atenção ao ponto ortográfico no processo de quebra. Uma vogal é utilizada para separar duas ou mais bases entre si ou de um sufixo no mesmo termo médico. Normalmente, trata-se de uma vogal (o), mas existem algumas regras e excepções que podem ser tidas em conta quando se utiliza uma forma composta deste tipo (ou seja, a vogal "o"). Quando uma raiz de uma palavra é combinada ou adicionada a outra raiz ou sufixo, a vogal "o" deve estar ligada entre os dois constituintes, por exemplo:

Cardiovascular= (cardi- "1ª base" + conectivo "-o-" + - vascular "2ª base")

Neurologia = (neuro-"base" + conectivo "o" + -logia "sufixo").

Quando um termo médico é composto por dois ou mais radicais, utiliza-se a vogal de ligação "o", mesmo que o radical seguinte comece com uma vogal diferente, por exemplo, Gastroenterostomia. O "o" deve ser usado quando o sufixo começa com outra vogal ou consoante, por exemplo, Cardiologia. Mas se o sufixo começar com a mesma vogal que a última vogal da raiz, uma delas deve ser eliminada, por exemplo, cardit e não *cardiitis ou *cardiotis. Finalmente, vale a pena explicar que a importância de usar a vogal de ligação "o" é dupla: por um lado, ajuda os alunos a separar os elementos do termo para os compreender. Por outro lado, ajuda os estudantes estrangeiros que estão a aprender a língua a pronunciar facilmente vocabulários médicos longos e complexos de outras línguas estrangeiras, como o grego e o latim.

4. Remoção da afixação

Outra estratégia que pode ajudar os aprendentes de línguas é o processo de remoção da afixação. Ao remover os prefixos e sufixos, os alunos podem compreender a ideia geral ou o significado do lexema, ou seja, o significado fechado do termo. Por exemplo, se pegarmos na seguinte palavra: "sobrenaturalização"

a) Suprimir o prefixo "Super-" do resto da naturalização.

b) Retirando o sufixo substantivo "-tion", o verbo que resta é naturalizar.

c) retirar o sufixo verbal "-ise" do sufixo natural.

d) retirar o sufixo adjetival "-al", que é a base ou núcleo de "natureza". Então o leitor pode adivinhar ou inferir que o lexema "sobrenaturalização" pertence ou está relacionado com "natureza".

6. Epónimos

Existem duas categorias principais de termos médicos:

a) um lexema descritivo relacionado com a descrição da forma, cor, tamanho, funções, etc.

b) Epónimos: significa literalmente "nomear". O segundo era para homenagear aqueles que primeiro descobriram ou descreveram uma estrutura anatómica, ou diagnosticaram uma doença, ou desenvolveram o primeiro instrumento ou procedimento médico. Além disso, alguns termos deste tipo são nomeados para indicar a origem do medicamento (ou seja, o nome da planta da qual o medicamento é derivado) ou a origem da doença.

Na aprendizagem dos epónimos, é inútil utilizar as estratégias de "decomposição" ou de "remoção da afixação", mas a memorização é o processo preferido. Eis alguns exemplos de epónimos:

Teste de Ishihara: Com o nome do seu inventor, este teste é utilizado para determinar a capacidade de visão cromática.

Vacinação: Do latim "vacca" que significa vaca é a fonte da doença, porque o vírus da vaca é transmitido do gado para os seres humanos.

Efedrina: Um medicamento utilizado para tratar a asma. O nome deriva da sua origem, que é a planta efedrina.

Morfina: Do francês "Morphens", o antigo deus romano do sono.

Nicotina: Nome do diplomata francês (Jean Nicot) que trouxe pela primeira vez o tabaco para França (Longman Advanced American Dictionary, 2007: 1036,74)

Doença de Addison: Baptizada com o nome de um médico, é causada por uma insuficiência das glândulas supra-renais e caracteriza-se por tensão arterial baixa, anemia, mitenia, perturbações gástricas e pigmentação da pele.

Doença de Ménière: Uma doença do ouvido interno caracterizada por ataques de vertigens.

Doença de Parkinson: Paralisia causada pela perda de controlo muscular.

4.2. Estratégias e métodos interactivos de ensino de termos médicos

Actividades de aprendizagem interactivas:

- ***Jogo de construção de palavras***: Nesta atividade, os alunos terão a oportunidade de praticar a formação de termos médicos através da combinação de prefixos, palavras de raiz e sufixos. Por exemplo, pode ser dado aos alunos o prefixo "hiper-", a raiz da palavra "tiroide" e o sufixo "-ite" para criar o termo "hipertiroidite". Ao desafiar os alunos a construir o maior número possível de termos válidos dentro de um limite de tempo, podem melhorar a sua compreensão da terminologia médica através da prática.

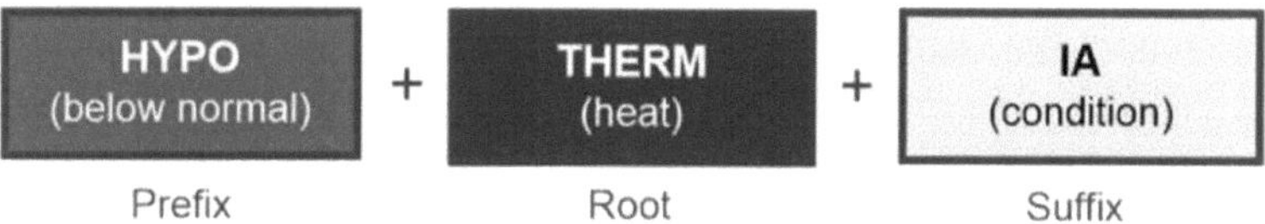

- ***Exercícios de correspondência***: Nestes exercícios, os alunos fazem corresponder os termos médicos às suas definições ou às partes do corpo correspondentes. Por exemplo, os alunos podem fazer corresponder o termo "cardiologia" com a sua definição "o estudo do coração" ou com a parte do corpo correspondente "coração". Esta atividade não só reforça a compreensão do vocabulário, como também promove a recordação ativa, uma vez que os alunos se envolvem em pensamento crítico para estabelecer ligações entre os termos e os seus significados.

- ***Flashcards***: Utilizando cartões de memória com termos médicos de um lado e os seus significados do outro, os alunos podem participar em auto-questionários ou questionários de pares para reforçar a sua aprendizagem. Por exemplo, um flashcard pode ter o termo "dermatologia" num lado e o significado "o estudo da pele" no outro lado. Através da exposição repetida a estes flashcards e da utilização de técnicas de repetição espaçada, os alunos podem solidificar a sua compreensão da terminologia médica de uma forma divertida e interactiva.

- ***Testes interactivos***: Através da conceção de questionários interactivos ou da utilização de plataformas online, os alunos podem testar os seus conhecimentos sobre termos médicos através de vários formatos de perguntas, tais como perguntas de escolha múltipla, exercícios de preenchimento de espaços em branco ou diagramas de etiquetas. Por exemplo, pode ser pedido aos alunos que identifiquem o termo médico correto para uma determinada doença ou parte do corpo a partir de uma lista de opções. Esta abordagem interactiva não só avalia a compreensão dos alunos, como também fornece um feedback imediato para os ajudar a identificar as áreas em que podem melhorar a sua compreensão da terminologia médica.

Aplicação contextual na aula de demonstração de língua latina

- ***Estudos de caso***: Durante a aula de demonstração, apresente estudos de caso ou cenários clínicos que incorporem termos médicos latinos relevantes para a condição do paciente. Por exemplo, pode apresentar um estudo de caso de um doente que apresenta "pneumonia" (do latim "pneumon") e pedir aos alunos que expliquem o significado deste termo no contexto do diagnóstico e do tratamento. Ao analisar as raízes latinas dos termos médicos num cenário clínico, os alunos podem aprofundar a sua compreensão da terminologia e da sua aplicação nos cuidados de saúde.

- ***Interpretação de papéis***: Envolva os alunos em actividades de representação de papéis em que assumem os papéis de profissionais de saúde da Roma antiga e utilizam a terminologia médica latina em interações simuladas com os doentes. Por exemplo, os alunos podem praticar a conversação em latim sobre o tratamento de uma "febris" (febre) ou de uma "fratura" (fratura). Esta abordagem interactiva não só melhora as competências de comunicação, como também reforça a utilização correta dos termos médicos num ambiente prático, espelhando cenários da vida real dos tempos antigos.

- ***Exemplos do mundo real***: Fornecer exemplos reais de termos médicos latinos encontrados em contextos históricos de cuidados de saúde, tais como rótulos de receitas, relatórios médicos ou histórias de pacientes. Incentive os alunos a analisar estes exemplos e a discutir as suas implicações no contexto da medicina romana antiga. Ao examinar a terminologia médica latina autêntica utilizada em documentos históricos, os alunos podem obter informações sobre a evolução da linguagem médica e a sua relevância para as práticas de cuidados de saúde na antiguidade.

Ajudas visuais e mnemónicas

- ***Modelos anatómicos***: A utilização de modelos anatómicos, gráficos e diagramas pode ilustrar visualmente os sistemas e estruturas do corpo associados a termos médicos. Por exemplo, um modelo do coração humano pode ajudar os alunos a compreender termos como "aurícula" e "ventrículo", mostrando visualmente a sua localização e função dentro do órgão. Esta representação visual melhora a compreensão espacial e reforça a ligação entre a terminologia médica e as estruturas anatómicas.

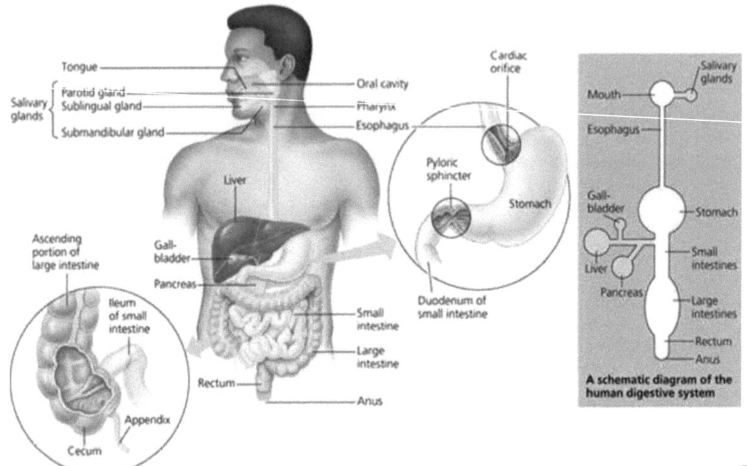

Mnemónicas: Os dispositivos mnemónicos são auxiliares de memória que ajudam os estudantes a recordar termos médicos complexos. Um exemplo é a mnemónica "ABC", normalmente utilizada nos cuidados de emergência para recordar a ordem das vias respiratórias, respiração e circulação. Ao associar cada letra a um passo crucial na resposta de emergência, os alunos podem facilmente recordar e aplicar esta sequência em cenários da vida real. Mnemónicas como "ABC" simplificam a aprendizagem e a retenção de conceitos médicos essenciais.

- Acrónimos: A criação de acrónimos ou abreviaturas a partir das letras iniciais de uma série de termos médicos simplifica a memorização e ajuda a recordar termos relacionados. Por exemplo, um acrónimo como "CNS" representa o sistema nervoso central, que engloba o cérebro e a espinal medula. Ao utilizar acrónimos, os alunos podem recordar rapidamente termos interligados dentro de uma categoria médica específica, melhorando a sua compreensão da terminologia complexa. Os acrónimos constituem uma forma concisa de associar vários termos para facilitar a retenção e a aplicação em contextos de cuidados de saúde.

Ferramentas tecnológicas interactivas:

- ***Recursos online***: Os recursos interactivos em linha, como o Quizlet, o Anki e a Khan Academy, oferecem materiais de aprendizagem interessantes para a terminologia médica. Por exemplo, o Quizlet fornece flashcards e questionários para reforçar a retenção de vocabulário, enquanto o Anki oferece técnicas de repetição espaçada para melhorar a memória a longo prazo. As lições interactivas da Khan Academy abrangem vários conceitos médicos, tornando a aprendizagem mais acessível e cativante para os alunos.

- ***Realidade virtual (RV)***: As simulações de realidade virtual mergulham os estudantes em ambientes de cuidados de saúde realistas, onde podem praticar a utilização de termos médicos em contexto. Por exemplo, a tecnologia de RV pode simular uma sala de operações virtual ou uma consulta a um doente, permitindo aos estudantes aplicar a terminologia médica em cenários práticos. Esta experiência prática reforça a aprendizagem experimental e melhora a retenção de termos médicos complexos por parte dos estudantes.

- ***Aplicações móveis***: As aplicações móveis educativas como o MedTerm Pro e o Medical Dictionary by Farlex são ferramentas valiosas para a aprendizagem autónoma da terminologia médica. Estas aplicações oferecem exercícios interactivos, flashcards, guias de pronúncia e questionários para ajudar os alunos a reforçar a sua compreensão dos termos médicos. Por exemplo, a MedTerm Pro fornece uma base de dados abrangente de termos médicos com pronúncias áudio, facilitando a aprendizagem e a prática da terminologia em movimento. Ao utilizar aplicações móveis, os alunos podem melhorar o seu vocabulário e proficiência em terminologia médica através de recursos interactivos e acessíveis.

Estratégias de aprendizagem em colaboração:

- Projectos de grupo: Nos projectos de grupo, os alunos trabalham em conjunto para pesquisar e apresentar termos ou condições médicas específicas. Por exemplo, os alunos podem formar um grupo para criar uma apresentação sobre a terminologia relacionada com uma determinada doença, em que cada membro se concentra em diferentes aspectos, como sintomas, tratamentos e prognóstico. Isto promove o trabalho em equipa, as capacidades de comunicação e a partilha de conhecimentos entre pares.

- Ensino entre pares: O ensino entre pares implica que os alunos se revezem na explicação de termos médicos aos seus colegas. Por exemplo, os alunos podem formar pares e ensinarem-se uns aos outros sobre os diferentes prefixos e sufixos utilizados na terminologia médica. Esta abordagem promove a aprendizagem ativa, reforça a compreensão e aumenta a confiança na utilização eficaz da terminologia médica.

- Fóruns de discussão: Podem ser utilizados fóruns de discussão online ou plataformas de conversação para os alunos colocarem questões, partilharem ideias e participarem em conversas sobre termos médicos difíceis. Por exemplo, os alunos podem participar num fórum que discute a etimologia de termos médicos específicos e a forma como são utilizados na prática clínica. Estes fóruns incentivam o pensamento crítico, a resolução colaborativa de problemas e o apoio entre pares entre os alunos.

Avaliação e feedback:

- Avaliações formativas: As avaliações formativas são avaliações contínuas realizadas durante o processo de aprendizagem para monitorizar a compreensão dos termos médicos por parte dos alunos. Estas avaliações podem assumir a forma de questionários, perguntas de resposta curta ou avaliações orais. Por exemplo, um teste rápido sobre prefixos e sufixos pode ajudar a identificar áreas onde os alunos podem precisar de apoio adicional.

- ***Mecanismos de feedback***: Fornecer feedback construtivo é essencial para ajudar os alunos a melhorar o uso da terminologia médica. Quer seja através de trabalhos escritos, apresentações ou actividades de role-playing, oferecer feedback específico sobre o uso da terminologia pode orientar os alunos para uma maior precisão. Por exemplo, ao destacar a pronúncia correta dos termos médicos num exercício de role-playing, pode melhorar as capacidades de comunicação dos alunos.

- ***Ferramentas de autoavaliação***: Equipar os alunos com ferramentas de autoavaliação ou rubricas pode capacitá-los a avaliar a sua própria proficiência em terminologia médica. Ao delinear critérios claros para avaliar os seus conhecimentos e competências, os alunos podem acompanhar o seu progresso e identificar áreas para um maior desenvolvimento. Incentivar a autoavaliação promove a responsabilização e a reflexão sobre os resultados da aprendizagem.

Sensibilidade cultural e inclusão:

- ***Consciência da diversidade***: Cultivar a consciência da diversidade é crucial quando se discute a terminologia médica em relação a diferentes populações de doentes. Os alunos devem compreender como os antecedentes culturais, as crenças e os contextos sociais afectam a comunicação nos cuidados de saúde. Por exemplo, explorar a forma como as barreiras linguísticas afectam as interações doente-profissional pode aprofundar a compreensão da sensibilidade cultural por parte dos estudantes.

- ***Linguagem inclusiva***: Promover a utilização de uma linguagem inclusiva é essencial para criar um ambiente de cuidados de saúde acolhedor e respeitador. Incentivar os estudantes a utilizar uma linguagem que reconheça e respeite as diversas identidades dos indivíduos, como o género, a etnia ou a religião, promove a inclusão. Por exemplo, discutir a importância de utilizar uma linguagem neutra em termos de género em contextos de cuidados de saúde pode melhorar as capacidades de comunicação dos estudantes e a sua empatia para com todos os doentes.

Os métodos e as técnicas que utilizo nas minhas aulas

1. Jogo "Colecionar Aforismos"

O jogo tem como objetivo memorizar provérbios e ditados em latim e compreender em russo e na língua materna, uma vez que o contingente de alunos não fala russo. Além disso, para compreender ou encontrar um equivalente na língua materna, os alunos foram divididos em três equipas. Cada grupo recebe três frases recortadas em língua latina. A tarefa é recolher três frases diferentes a partir de segmentos de palavras. Depois, os alunos devem escrever significados equivalentes nas línguas russa e uzbeque para explicar a essência da frase.

2. Jogo "Não te confundas"

O objetivo é memorizar palavras do mínimo lexical. Equipamento: lista de palavras com letras transpostas, lápis e papel, projetor e quadro branco. Os alunos apresentam uma lista de palavras confusas num quadro, num projetor ou num papel. Propõe-se que adivinhem a palavra. Em seguida, conciliar o substantivo com o adjetivo se se tratar de uma secção anatómica, por exemplo, ala (asa) dexter, tra, trum (direita) "ala dex- tra" é asa direita. E com as palavras da secção clínica, encontre o termo correto, por exemplo, chiro (mão) e mantia (adivinhação), que significa "adivinhação à mão". O primeiro a dominar todas as palavras ganha um ponto. A extensão da lista depende do tempo atribuído ao jogo. As palavras devem ser familiares aos alunos. A lista pode ser limitada pela categoria de palavras que significam, por exemplo, apenas termos anatómicos ou clínicos, nomes de plantas medicinais, medicamentos, doenças. Com a ajuda deste jogo, os alunos podem memorizar não só palavras-termo, mas também verificar as suas competências gramaticais.

3. Jogo "Miracles Field" (Campo dos Milagres)

De posse do número de letras, o aluno tentará omitir corretamente letras e terminações, substituir corretamente a palavra no género, número e caso desejados na língua latina.

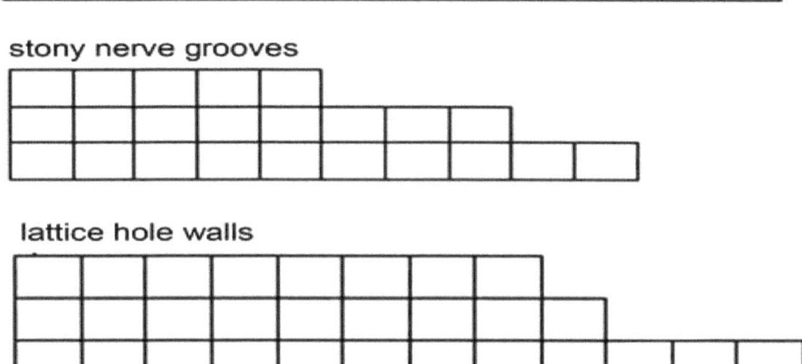

Perguntas para o jogo "Campo dos Milagres" em língua latina.

4. Jogo "Recolher a receita"

A essência deste jogo baseia-se na capacidade dos alunos para recolherem receitas gramaticalmente verdadeiras. As palavras, terminações e sinais de pontuação da linha da receita são espalhados no quadro. A ortografia correta dos termos é muito importante, porque a receita é um documento oficial e não são permitidos erros. As letras e as palavras marcadas condicionalmente a vermelho não são dadas aos alunos; têm de ser eles a acrescentar as lacunas (Figura 2). Os alunos têm de escrever corretamente as terminações, porque estão escondidas, bem como as expressões obrigatórias, os verbos exigidos na linha da receita. Por exemplo, "Signa" é um verbo obrigatório, após o qual se escreve uma receita para o doente em russo. "Receita:" ou "Obter", sem o qual é impossível iniciar a parte latina da receita. Desta forma, os alunos treinam a sua memória para escrever uma receita.

A memorização de termos em língua estrangeira é uma tarefa laboriosa. A este respeito, no processo de aprendizagem, é aconselhável utilizar novas formas e métodos que contribuam para a assimilação intensiva do material no processo de resolução ativa de vários problemas educativos. A apresentação de tais problemas sob a forma de questões cognitivas, bem como de tarefas com elementos de atividade de pesquisa, incentiva os alunos a encontrarem de forma independente a resposta aos problemas educativos colocados.

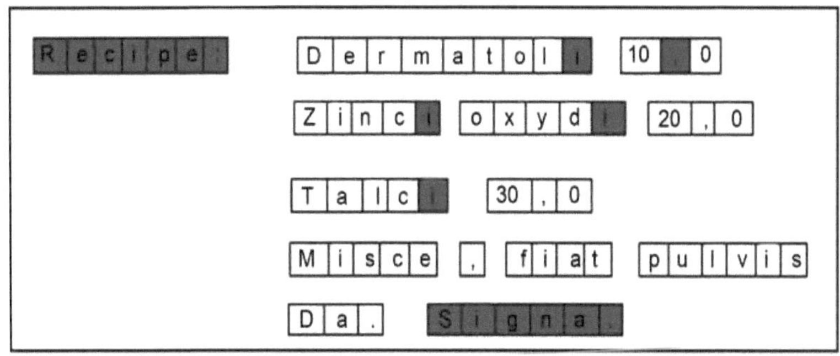

5. *"Encontrar termos com um determinado significado"*

São afixados recortes de termos que precisam de ser encontrados e expressões concordantes ou inconsistentes (Figura 3). Ao recolher expressões anatómicas e ao traduzi-las para a língua latina, os alunos de língua quirguize têm de transmitir a essência da ordem das palavras e a mudança de terminações nos casos, bem como a presença do género nos substantivos e adjectivos. Quando se estuda o tema "Formação terminológica de palavras", utilizam-se elementos terminais (ET). Os elementos do jogo "Terminologia Clínica" são oferecidos aos alunos em tais tarefas e exercícios.

perpendicular	bones	lamina	palatine
vertebra	process	lumbar	articular
circular	infraspinatus	bursa	muscle
vertebralis	columna	incisura	vertebralis

6. *Jogo "Lógica"*

Apenas as imagens apresentadas no quadro, utilizando imagens, de acordo com a lógica, é necessário encontrar um elemento terminal e criar um termo completo. A procura de ligações lógicas nas imagens desenvolve o processo de raciocínio dos alunos, melhora a pronúncia dos termos e a memorização da sua ortografia.

7. *Jogo "Logical Guess" (Adivinhação lógica)*

Também é possível, em vez dos equivalentes russos do termo, visualizar imagens com órgãos/partes do corpo no ensino de alunos de língua uzbeque ou estrangeiros, como mostra a Figura 4.

Russian word	Latin term	Greek TE	Inflammation type
Oral cavity	Os, oris n	Stomato-	Stomatitis
Stomach	?	?	?
Ear	?	?	?
Student guess	?	?	?

8. Brainstorming

Com a ajuda de expressões faciais, partes do corpo, o aluno mostra aos outros alunos o nome de doenças, desvios, processos, ciência, etc., termos para a resolução de problemas, etc. É mais fácil para os alunos memorizarem objectos ou acções visualizadas. O toque tátil dos seus órgãos e partes do corpo ajuda os alunos a intensificar a memorização dos termos.

O uso de tais jogos nas aulas de língua latina ensina os alunos a usar consciente e corretamente os termos médicos latinos, bem como a capacidade de trabalhar com termos médicos russos e ingleses, encontrar, comparar os seus equivalentes na língua materna e aplicá-los em futuras actividades profissionais. O material lexical aprendido pelos alunos baseia-se em ligações associativas, métodos tácteis e técnicas visuais.

O principal indicador no desenvolvimento de competências e capacidades aperfeiçoadas no processo de domínio e resolução de problemas lógicos e jogos é a capacidade de trabalhar em equipa, construindo uma cadeia de pensamentos e o seu desenvolvimento ao passar os níveis de multitarefas. A utilização de jogos e tarefas lógicas treina a memória, estimula e motiva os alunos com atividade para estudar o material e conduz à autodisciplina dos alunos. O efeito educativo dos jogos pode ser explicado a partir de diferentes perspetivas pedagógicas: behaviorista, cognitiva, humanista e construtivista (Gorbanev, 2018).

9. Atividade "Desafio de compreensão"

Nesta atividade, dois alunos explicam à vez um ao outro termos médicos ou processos fisiológicos para testar a sua compreensão. Se um aluno tiver dificuldade em identificar o termo ou o processo que está a ser descrito, pode pedir ajuda a outros alunos da turma. Esta atividade promove a aprendizagem ativa e a resolução colaborativa de problemas entre os alunos.

10. "Jogo "Expansão do conhecimento

Neste jogo, os alunos de um grupo revezam-se a recitar e a completar uma lista de termos clínicos. O objetivo é testar a memória de cada aluno e o seu conhecimento da terminologia médica. Se um aluno não for capaz de se lembrar de um termo, é eliminado do jogo. Após o jogo, os alunos reflectem sobre as estratégias que utilizaram para recordar os termos, promovendo a consciência metacognitiva e a retenção da aprendizagem.

11. Quadro concetual

O conceito estudado permite uma comparação de ideias em dois ou mais aspectos. O pensamento sistemático desenvolve as competências de estruturação e de sistematização da informação. Os alunos são apresentados à regra de preenchimento da tabela concetual e dividem-se em 2 grupos para preencher a tabela.

Suffikslar	Negiz	Misol	Ma'nosi
-ide	rhombos	rhomboideus	
-fer	Semen,inis		
	Clavicula		O'mrovga oid
-cul		kanal	
-ura	Incisum		
		extensor	yozuvchi
-os	fibra		

12. O método de cluster

A metodologia de cluster, derivada do termo inglês "cluster", significa a ideia central ou o ponto focal de um determinado tópico. Esta técnica promove o pensamento multifacetado e sem restrições sobre um assunto. Na fase inicial, o conceito central do tópico é representado numa estrutura elíptica. Por exemplo, quando se explora o tema "Prefixos", este pode ser representado visualmente nos cadernos, tal como está delineado. Posteriormente, os alunos são incumbidos de catalogar as terminologias médicas geradas pelos prefixos designados na proximidade de marcadores de posição. Segue-se uma apresentação em que os pontos de vista dos alunos são consolidados e articulados por um orador designado. Estas ideias consolidadas podem ser transcritas para um quadro com giz ou canetas de feltro. De seguida, o educador consolida as ideias do grupo, aumentando-as com literatura suplementar, se necessário, em função da sua proficiência.

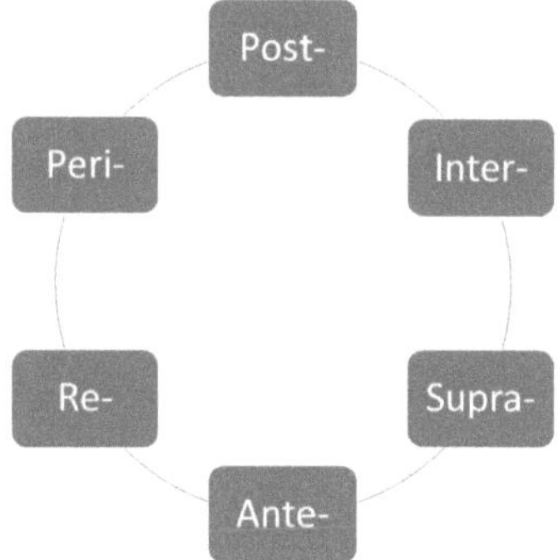

Motivar os alunos quando se ensina termos **médicos** pode ser crucial para aumentar o seu envolvimento, retenção e experiência global de aprendizagem. Aqui estão algumas estratégias que os professores podem utilizar para motivar os seus alunos:

1. Relevância: Ligar os termos médicos a aplicações e cenários do mundo real para mostrar aos alunos a importância prática de dominar estes termos no domínio dos cuidados de saúde. Destacar como a compreensão da terminologia médica é essencial para uma comunicação eficaz, documentação exacta e cuidados com o paciente.

2. Aprendizagem interactiva: Incorporar actividades interactivas como jogos, questionários, estudos de casos e exercícios de dramatização para tornar a aprendizagem de termos médicos mais envolvente e prática. As experiências de aprendizagem interactiva podem ajudar os alunos a aplicar os seus conhecimentos em contexto e a reforçar a sua compreensão da terminologia complexa.

3. Auxílios visuais: Utilize recursos visuais como diagramas, gráficos, vídeos e ilustrações para melhorar a compreensão dos termos médicos pelos alunos. As representações visuais podem ajudar os alunos a visualizar conceitos complexos, reforçar a retenção da memória e tornar a aprendizagem mais estimulante e acessível.

4. Colaboração entre pares: Incentivar a colaboração entre pares através de projectos de grupo, debates e actividades de ensino entre pares. A aprendizagem em colaboração permite que os alunos partilhem os seus conhecimentos, apoiem a aprendizagem uns dos outros e promovam um sentido de comunidade na sala de aula.

5. Feedback personalizado: Fornecer feedback personalizado aos alunos sobre o seu progresso, pontos fortes e áreas de melhoria no domínio dos termos médicos. O feedback construtivo pode motivar os alunos a esforçarem-se por melhorar continuamente e a apropriarem-se da sua aprendizagem.

6. Incorporar tecnologia: Integrar ferramentas tecnológicas como recursos em linha, aplicações interactivas, simulações virtuais e cartões de memória digitais para tornar a aprendizagem de termos médicos mais interactiva e envolvente. A utilização da tecnologia pode atender aos diferentes estilos e preferências de aprendizagem dos alunos.

7. Aplicações do mundo real: Envolver os alunos em aplicações do mundo real de termos médicos através de estudos de caso, simulações e cenários clínicos. Mostre aos alunos como a terminologia médica é utilizada em ambientes de saúde para diagnosticar condições, comunicar com os pacientes e colaborar com profissionais de saúde.

8. Celebrar as conquistas: Reconhecer e celebrar as realizações, progressos e marcos dos alunos no domínio dos termos médicos. O reforço positivo através de elogios, recompensas, certificados ou reconhecimentos pode aumentar a motivação e a auto-confiança dos alunos na sua proficiência linguística.

9. Criar um ambiente de apoio: Promover um ambiente de aprendizagem solidário e inclusivo, onde os alunos se sintam à vontade

para colocar questões, pedir esclarecimentos e expressar os seus pensamentos em termos médicos. Incentivar uma mentalidade de crescimento que valorize o esforço, a perseverança e a aprendizagem contínua.

10. Torne a aprendizagem divertida: Infunda criatividade, humor e entusiasmo no seu ensino de termos médicos para tornar o processo de aprendizagem agradável e memorável para os alunos. Envolva os alunos através de histórias, mnemónicas, jogos de palavras e outras actividades divertidas que despertem o seu interesse e curiosidade.

Ao implementar estas estratégias motivacionais no ensino de termos médicos, os educadores podem inspirar os alunos a participar ativamente na sua aprendizagem, aprofundar a sua compreensão da terminologia complexa e desenvolver as competências necessárias para uma comunicação eficaz em contextos de cuidados de saúde. É mais provável que os alunos motivados se empenhem, retenham melhor a informação e apliquem os seus conhecimentos com confiança em contextos do mundo real.

CONCLUSÃO

Nesta análise exaustiva dos termos médicos como objeto de estudo da terminologia cognitiva, explorámos os processos cognitivos envolvidos na compreensão e na utilização de linguagem especializada no domínio da saúde. Ao examinar a forma como os indivíduos processam, armazenam e recuperam termos médicos no seu léxico mental, obtivemos informações valiosas sobre as complexidades da compreensão e da comunicação de conceitos médicos. Este estudo sublinhou a importância de considerar factores cognitivos como a estrutura morfológica, a transparência semântica, a categorização, a metáfora concetual, a ativação dependente do contexto e a ativação difusa no processamento da terminologia médica.

Ao longo desta análise, surgiram várias conclusões importantes relativamente aos processos cognitivos que afectam a compreensão e a utilização de termos médicos. Uma descoberta significativa é o papel da estrutura morfológica na descodificação de termos médicos complexos. Ao reconhecer prefixos, raízes e sufixos comuns, os indivíduos podem inferir o significado de termos desconhecidos com base nos seus componentes estruturais. A compreensão dos padrões morfológicos da terminologia médica aumenta a capacidade dos alunos para descodificar e interpretar termos complexos de forma eficaz.

Outra descoberta importante é a influência da transparência semântica na acessibilidade dos termos médicos. Os termos transparentes com uma relação direta entre a forma e o significado são mais fáceis de compreender do que os termos opacos com ligações menos óbvias. Ao estudar a transparência semântica dos termos médicos, os educadores e os profissionais de saúde podem conceber materiais didácticos que facilitem a aprendizagem e a retenção de terminologia complexa.

A análise também revelou a importância de processos cognitivos como a categorização e a metáfora concetual no processamento de termos médicos. A categorização permite aos indivíduos agrupar termos relacionados com base em caraterísticas partilhadas, facilitando a recuperação da memória e a compreensão. As metáforas conceptuais, que mapeiam conceitos abstractos em domínios concretos, ajudam a tornar conceitos médicos complexos mais compreensíveis e relacionáveis para os alunos.

Além disso, o estudo sublinhou a importância da ativação dependente do contexto e da ativação dispersa na recuperação de termos médicos da memória. As pistas contextuais fornecem informações valiosas que orientam os indivíduos na interpretação de termos não familiares num contexto específico. A ativação difusa ocorre quando a ativação de um conceito desencadeia associações com conceitos relacionados na memória, criando uma rede de conhecimentos interligados que ajuda a compreender as relações entre diferentes termos e conceitos médicos.

De um modo geral, esta análise forneceu uma visão global da forma como os processos cognitivos afectam a compreensão e a utilização de termos médicos, oferecendo informações valiosas para educadores, profissionais de saúde e investigadores no domínio da terminologia cognitiva.

Com base nos resultados deste estudo, podem ser feitas várias recomendações para a investigação futura no domínio da terminologia cognitiva e dos termos médicos. Em primeiro lugar, uma investigação mais aprofundada sobre o papel das diferenças individuais no processamento dos termos médicos poderia fornecer informações sobre a forma como factores como o conhecimento prévio, a proficiência linguística e as capacidades cognitivas influenciam a compreensão e a utilização dos termos. A compreensão destas diferenças individuais pode servir de base a estratégias pedagógicas adaptadas para o ensino da terminologia médica a diversas populações de alunos.

Em segundo lugar, a exploração do impacto da tecnologia na aquisição e retenção de termos médicos pode oferecer novas vias de investigação. Com a crescente utilização de ferramentas e recursos digitais no ensino dos cuidados de saúde, seria benéfico investigar a forma como a tecnologia pode melhorar a aprendizagem do vocabulário e a memorização da terminologia médica. As simulações de realidade virtual, as aplicações interactivas e as plataformas em linha podem ser utilizadas para criar experiências de aprendizagem envolventes e imersivas para os estudantes que estudam termos médicos.

Além disso, a investigação centrada na eficácia dos dispositivos mnemónicos e das técnicas de memória na aprendizagem da terminologia médica pode fornecer estratégias práticas para melhorar a retenção e a recordação. A investigação de estratégias mnemónicas, como acrónimos, imagens visuais e técnicas de associação, pode ajudar os estudantes a codificar e a recuperar termos médicos de forma mais eficaz, melhorando a sua proficiência linguística global em contextos de cuidados de saúde.

Além disso, a análise do impacto da diversidade cultural e linguística no processamento de termos médicos pode esclarecer a forma como as variações linguísticas influenciam a compreensão dos termos em diferentes populações. Compreender a forma como as normas culturais, as estruturas linguísticas e os estilos de comunicação moldam a interpretação da terminologia médica pode informar abordagens culturalmente sensíveis ao ensino e à comunicação de informações sobre cuidados de saúde.

Por último, os estudos longitudinais que acompanham o desenvolvimento dos conhecimentos de terminologia médica ao longo do tempo podem fornecer informações sobre a forma como as estratégias de aprendizagem evoluem e se adaptam à medida que os indivíduos adquirem experiência no domínio dos cuidados de saúde. Ao acompanhar o progresso dos alunos desde o nível de principiante até ao nível de especialista, os investigadores podem identificar padrões de crescimento, desafios enfrentados e práticas de aprendizagem eficazes que contribuem para o domínio da terminologia médica.

O estudo dos termos médicos numa perspetiva cognitiva é essencial para melhorar a compreensão da linguagem, a eficácia da comunicação e os resultados dos cuidados de saúde. Ao compreender os processos cognitivos envolvidos no processamento de terminologia especializada, os educadores e os profissionais de saúde podem conceber intervenções pedagógicas direcionadas que apoiem os alunos no domínio de conceitos médicos complexos. A importância do estudo dos termos médicos numa perspetiva cognitiva reside no seu potencial para melhorar a literacia em saúde, a comunicação doente-profissional e a qualidade geral dos cuidados de saúde.

Através desta análise, demonstrámos como os factores cognitivos, tais como a estrutura morfológica, a transparência semântica, a categorização, a metáfora concetual, a ativação dependente do contexto e a ativação por difusão influenciam a compreensão e a utilização de termos médicos. Ao reconhecer estes processos cognitivos e o seu impacto no processamento da linguagem, os intervenientes no ensino dos cuidados de saúde podem desenvolver estratégias baseadas em provas para ensinar e comunicar eficazmente a terminologia médica.

No futuro, a investigação sobre terminologia cognitiva e termos médicos deve centrar-se na exploração das diferenças individuais no processamento dos termos, na utilização da tecnologia para a aprendizagem do vocabulário, na investigação de estratégias mnemónicas para melhorar a memória, na análise das influências culturais na compreensão dos termos e na realização de estudos longitudinais sobre o desenvolvimento da terminologia. Ao abordar estas áreas de investigação, os académicos podem fazer avançar a nossa compreensão de como os mecanismos cognitivos moldam a aquisição, a retenção e a aplicação da terminologia médica em contextos de cuidados de saúde.

O estudo dos termos médicos numa perspetiva cognitiva oferece informações valiosas sobre a forma como os mecanismos de processamento da linguagem afectam a compreensão e a utilização de terminologia especializada. Ao integrar os princípios cognitivos na educação e na prática dos cuidados de saúde, podemos melhorar a proficiência linguística, promover uma comunicação eficaz e, em última análise, melhorar os resultados dos cuidados prestados aos doentes. O estudo dos termos médicos como objeto de estudo da terminologia cognitiva não só é enriquecedor do ponto de vista académico, como também tem implicações práticas para melhorar a literacia em saúde e promover uma comunicação mais clara nos contextos de cuidados de saúde.

REFERÊNCIAS

1.Ave ,G.(2012) Medical Terminology . [Em linha] Disponível: http: //www.Des Moines . 1A50312 info @ dmu .edu .

1. Barsalou, L. W. (2008). Grounded cognition. Revista Anual de Psicologia, 59, 617-645.

2. Lakoff, G., & Johnson, M. (1980). Metaphors we live by. University of Chicago Press.

3. Cienki, A., & Müller, C. (Eds.). (2008). Metáfora e gesto. John Benjamins Publishing.

4. Gallese, V., & Lakoff, G. (2005). Os conceitos do cérebro: O papel do sistema sensório-motor no conhecimento concetual. Cognitive Neuropsychology, 22(3-4), 455-479.

5. Boroditsky, L. (2011). How language shapes thought. Scientific American, 304(2), 62-65.

6. Gibbs, R. W., & Colston, H. L. (2012). Interpreting figurative meaning. Cambridge University Press.

7. Searle, J. R. (1993). Intentionality: An essay in the philosophy of mind. Cambridge University Press.

8. Wilson, M. (2002). Six views of embodied cognition. Psychonomic Bulletin & Review, 9(4), 625-636.

9. Fauconnier, G., & Turner, M. (2002). The way we think: Conceptual blending and the mind's hidden complexities. Basic Books.

10. Langacker, R. W. (2008). Cognitive grammar: A basic introduction. Oxford University Press.

11. Ńimon F., Marečková E., Lingua -anglatinal v medicínskej terminológii. Processo de conferência, Int. Odborná komunikácia v zjednotenej Európe, pp. 76- 83, (2002).

12. Bujalková M.,Lekárska terminológia v súčasnom a historickom kontexte,2nd ed. Univerzita Komenského, Bratislava, 94(2011).

13. Bujalková M. e Jurečková A., Greco-Latin Medical terminology. Livro didático para estudantes de medicina. Osveta, Martin, 190 (2017).

14. McMorrow L., Translation and Medicine, 1.ª ed., Amsterdão, Países Baixos/ Filadélfia, EUA. Amesterdão, Países Baixos/Filadélfia, E.U.A.: John Benjamins,1998, cap.Breaking the Greco- Roman Mold in Medical Writing: The Many Languages of 20th Century Medicine. pp 13-28.

15. Goumovskaya G., Inglês para estudos médicos (2017). Disponível em: http://eng.1september.ru/article.php? ID=200702407 [10] Turmezei T. D., As raízes linguísticas da terminologia anatómica do inglês moderno. Int. Clinical Anatomy, 25(8), pp. 1015-1022,(2012).

16. Barsalou, L. W. (1999). Percetual symbol systems. Ciências do Comportamento e do Cérebro, 22(4), 577-660.

17. Kövecses, Z. (2010). Metáfora: A practical introduction. Oxford University Press.

18. Lakoff, G., & Núñez, R. E. (2000). Where mathematics comes from: How the embodied mind brings mathematics into being. Basic Books.

19. Talmy, L. (2000). Para uma semântica cognitiva: Sistemas de estruturação de conceitos (Vol. 1). MIT Press.

20. Casasanto, D., & Boroditsky, L. (2008). O tempo na mente: Using space to think about time. Cognition, 106(2), 579-593.

21. Evans, V., & Green, M. (2006). Cognitive linguistics: An introduction. Edinburgh University Press.

22. Johnson, M., & Rohrer, T. (2007). We are live creatures: Embodiment, American pragmatism, and the cognitive organism. Em Pecher, D., & Zwaan, R.A. (Eds.), Grounding cognition: The role of perception and action in memory, language, and thinking (pp. 9-42). Cambridge University Press.

23. Lakoff, G., & Turner, M. (1989). More than cool reason: A field guide to poetic metaphor. University of Chicago Press.

24. Talmy, L. (2007). Tipologias lexicais numa perspetiva cognitiva e linguística: Algumas reflexões sobre a noção de "universal". Sprachtypologie und Universalienforschung, 60(4), 295-314.

25. Borghi, A.M., & Binkofski F.(2014) Words as Social Tools: Uma visão incorporada sobre conceitos abstractos Springer International Publishing

26. Borghi, A.M., Binkofski F.(2015) Words As Social Tools: An Embodied View on Abstract Concepts Springer International Publishing

27. Barsalou,L.W.(2008) Grounded Cognition Annual Review of Psychology

28. Barsalou,L.W.(1999) Percetual Symbol Systems Behavioral and Brain Sciences

29. Casasanto,D.,Boroditsky,L.(2008) Time in the Mind:Cognition

30. Evans,V.,Green,M.(2006) Cognitive Linguistics:An Introduction Edinburgh University Press

31. Johnson,M.,Rohrer,T.(2007) We are live creatures:Embodiment,American Pragmatism,and the cognitive organism In Pecher,D.,& Zwaan,R.A.(Eds.)Grounding Cognition:The Role of Perception and Action in Memory Language and Thinking Cambridge University Press

32. Lakoff,G.,Turner,M.(1989) More than cool reason:A field guide to poetic metaphor University of Chicago Press

33. Skelton J.R. English for Medical Purposes and Academic Medicine: looking for common ground / J.R. Skelton, J. Whetstone // Ibérica, 2012. - Vol. 24. - P. 87- 102.

34.Talmy,L.(2007) Lexical Typologies from a cognitive and linguistic perspective:Some thoughts on the notion of universal Sprachtypologie und Universalienforschung

35. Talmy,L.(2000) Toward a Cognitive Semantics:Concept Structuring Systems MIT Press

36. Wilson,M.(2002) Six Views of Embodied Cognition Psychonomic Bulletin and Review

APÊNDICES

APÊNDICE A

Prefixos e sufixos

Prefixo ou Sufixo	Definição	Exemplo
a-	não, uma ausência de,	Avascular
-aemia	relacionado com o sangue	Bacteriémia
-algia	dor	Hiperalgesia
angio-	navio	Angiograma
ante-	antes de	Pré-natal
anti	ataca, trata a doença	Antibacteriano
artro-	relacionados com um conjunto	Arteriosclerose
-ase	uma enzima	Lipase
baro	pressão	Baroreceptor
bi-	dois de	Bifurcação
brady-	lento	Bradicardia
cardio-	relacionados com o coração	Cardioversão
-centese	perfurar	Toracocentese
cefálico	cabeça	Cefálico
contra-	ir contra	Contraindicado
-cyst	relacionados com a bexiga	Cistoscopia
-cyt(e,o)-	célula(s)	Citoplasma
dis-	anormal	Disúria

Prefixo ou Sufixo	Definição	Exemplo
-ectomia	remoção de	Histerectomia
endo-	no interior	Endométrio
erythr(o)-	glóbulos vermelhos	Eritrócitos
extra-	no exterior	Extracelular
gastr(o)-	estômago	Gastro
gen(esis)-	origem, novo	Agente patogénico
brilho-	língua	Glossite
glic(o)-	glicose (açúcar)	Glicogénese
hem(ato)-	sangue	Hematopoiese
hemi	metade	Hemiplegia
hepato(o)-	fígado	Hepatócitos
hiper-	alto, elevado	Hiperglicemia
hipo	baixo, deprimido	Hipoglicemia
intra-	dentro de	Intra-citos
é-	inflamação	Itisócito
leuc(o)-	glóbulos brancos	Leucemia
lip(id, o)-	gordo	Lipócitos
lise-	quebrar, destruir	Liseócito
macro-	grande	Macrossomia
mal-	mau, pobre	Malglicemia
-mega(y, lo)-	grande	Megaócito

Prefixo ou Sufixo	Definição	Exemplo
meu(s)	muscular	Miócito
nefro-	rim	Nefrectomia
-oma	tumor	Adenoma
osteo	osso	Osteócitos
-ostomia	para criar uma abertura	Colostomia
-otomia	cortado em	Craniotomia
-paenia	deficiência	Linfopenia
pan-	tudo, todo	Pansistólico
para-	ao lado	Paranasal
-penia	deficiência	Peniaócito
peri	em torno de	Periócito
-fagia	alimentação	Dyphagia
-afasia	discurso	Disfasia
-plastia	reparação cirúrgica	Rinoplastia
-plegia	paralisia	Paraplegia
pneumo-	pulmão	Pneumonite
poli-	muitos, muito	Poliúria
pseudo-	falsos	Pseudoaneurisma
py-	pus	Pyuria
-esclerose	endurecimento	Aterosclerose
taquicardia	rápido	Taquicardia

Prefixo ou Sufixo	Definição	Exemplo
toraco-	peito	Toracostomia
trombo-	coágulo de sangue	Trombótico
trans-	através ou por meio de	Transtorácico
-uria	relativo à urina	Hematúria
vaso	vaso sanguíneo	Vasoespasmo

APÊNDICE B

Termos médicos básicos, acrónimos e abreviaturas

CUIDADOS DE EMERGÊNCIA:

Abrasão: um pequeno corte ou arranhão.

Abscesso: uma bolsa cheia de líquido que se forma no tecido, normalmente devido a uma infeção bacteriana.

Aguda: indica uma condição que começa subitamente e pode ser grave.

ALOC: Perda Aguda de Consciência.

ANED: Alive No Evidence of Disease (Vivo sem evidência de doença).

SDRA: Síndrome de dificuldade respiratória aguda. Ocorre quando os pulmões de um doente se enchem de líquido, privando o corpo de oxigénio.

IRA: Insuficiência Renal Aguda. Uma condição súbita e perigosa em que os rins são incapazes de filtrar os resíduos do sangue.

RAM: Reação adversa ao medicamento.

BLS: Suporte Básico de Vida. Os cuidados prestados a um doente com paragem cardíaca, dificuldade respiratória ou obstrução das vias respiratórias.

Contusão: uma área de tecido lesionado; hematoma.

RCP: Reanimação cardiopulmonar; também designada por reanimação boca-a-boca. A RCP é utilizada durante uma emergência médica para manter o fluxo de sangue oxigenado para o cérebro e outros órgãos vitais através de compressões torácicas e ventilação artificial.

DNR: Do Not Resuscitate (Não reanimar); uma ordem médica que indica que os prestadores de cuidados de saúde não devem efetuar medidas de salvamento num doente.

DOA: Dead on Arrival.

Edema: inchaço causado pela acumulação de fluidos.

Epiderme: a camada exterior da pele.

ED/ER: Serviço de Urgência ou Sala de Emergência.

EMS: Serviços Médicos de Emergência.

Fratura: fratura de um osso ou de uma cartilagem.

FC: frequência cardíaca, expressa em batimentos por minuto.

Doente internado: doente que necessita de ser hospitalizado.

Intravenoso: administrado através de uma veia, por exemplo, com medicamentos ou outros fluidos.

Injeção intravenosa: uma injeção rápida de medicação administrada por via intravenosa.

BO: Bloco operatório.

Doente em ambulatório: um doente que recebe cuidados sem ser internado num hospital.

Tox screen: análise toxicológica do sangue que identifica as drogas ingeridas numa suspeita de overdose.

PROCEDIMENTOS E EXAMES MÉDICOS

Biópsia: uma pequena amostra de tecido retirada de um doente para análise.

Hemocultura: um teste utilizado para detetar bactérias ou fungos invulgares no sangue de um doente.

Gasometria: uma análise para medir o oxigénio, o dióxido de carbono e o pH do sangue de um doente.

Pressão arterial: a medida do grau de circulação do sangue.

TAC: Tomografia Axial Computorizada. Uma forma de diagnóstico por imagem.

Cateter central: um cateter colocado numa veia grande que permite a administração de vários fluidos intravenosos e a extração de sangue mais facilmente.

Diálise: um procedimento de filtragem do sangue para doentes com insuficiência renal.

EEG: Eletroencefalograma. Um instrumento de diagnóstico que mede a atividade eléctrica no cérebro.

ECG/ECG: Elctrocardiograma. Um teste que regista os sinais eléctricos no coração.

KUB: Radiografia dos rins, do ureter e da bexiga. Normalmente utilizado para o diagnóstico de dores abdominais.

LFT: Teste de função hepática. Utilizada para medir o funcionamento do fígado, de modo a identificar potenciais doenças.

MRI: Imagem por Ressonância Magnética. Uma forma de diagnóstico por imagem que utiliza um grande íman e ondas de rádio para visualizar o interior do corpo.

Intubação: a inserção de um tubo endotraqueal para ajudar na respiração de um doente.

Pulso: a medida de uma artéria pulsante.

Pulso/ox: Oximetria de pulso. Uma medida da saturação de oxigénio no sangue.

Ultra-sons: uma forma de diagnóstico por imagem que utiliza ondas sonoras de alta frequência.

U/A: Análise de urina. Uma análise de urina utilizada para identificar uma série de perturbações ou doenças.

Venipunctura: colheita de sangue de uma veia.

MEDICAMENTOS

ASA: Ácido acetilsalicílico, vulgarmente conhecido como aspirina.

BDS: do latim "bis die sumendum", que significa "duas vezes por dia". Normalmente, refere-se à altura em que a medicação deve ser administrada.

Mane: significa "de manhã" em latim. Tipicamente utilizado em referência à altura em que a medicação deve ser administrada.

OD: Uma vez por dia.

Nocte: a palavra latina para "à noite", muitas vezes em referência ao momento em que a medicação deve ser administrada.

AINE: Anti-inflamatório não esteroide. O ibuprofeno, a aspirina e o naproxeno são AINEs.

PO: do latim "per orem", ou seja, oralmente.

PR: do latim "per rectum", ou seja, por via rectal.

PRN: o termo latino para "pro re nata", ou [a tomar] conforme necessário.

QDS: a expressão latina para "quarter die sumendum", ou seja, quatro vezes por dia.

Rx: Abreviatura de prescrição.

TDS: a expressão latina para "ter die sumendum", ou seja, três vezes por dia.

APÊNDICE C

Lista de termos médicos frequentemente utilizados

abcesso - uma coleção localizada de pus numa cavidade formada pela desintegração de tecidos.

acalasia - incapacidade de relaxar; refere-se especialmente a fibras musculares lisas em qualquer junção do trato gastrointestinal (por exemplo, aberturas como o piloro, a cárdia ou outros músculos do esfíncter); especialmente incapacidade do esfíncter esofágico de relaxar com a deglutição.

acinus (acini = pl.) - uma pequena dilatação semelhante a um saco, por exemplo, no pulmão, a unidade básica de troca de gases, cada acinus é fornecido por um único bronquíolo terminal; no fígado, a unidade funcional mais pequena.

aguda - uma doença com início súbito de sinais e uma evolução curta.

adenocarcinoma - um tumor maligno com origem no tecido glandular.

adenoma - um tumor benigno constituído por elementos glandulares.

adenose - doença de uma glândula, frequentemente marcada pela formação ou aumento anormal do tecido glandular.

aderência - em estreita proximidade; união de partes entre si, que pode ocorrer de forma anormal, como numa banda fibrosa de tecido cicatricial que une estruturas anatómicas normalmente separadas.

anexiais - apêndices ou estruturas acessórias de um órgão, por exemplo, do útero, incluindo as trompas e os ligamentos uterinos e os ovários.

aferente - em direção ao centro, por exemplo, os nervos aferentes transportam impulsos para o sistema nervoso central.

agenesia - ausência ou falha na formação de qualquer parte ou órgão.

aglutinação - aglutinação de células ou partículas.

agregação - um total ou reunião de partes separadas.

acinesia (acinético = adj.) - ausência ou perda de movimento.

amenorreia - ausência de hemorragia menstrual.

aminoácido(s) - o bloco básico de construção das proteínas; existem 20 tipos de aminoácidos comuns e a sua sequência determina as propriedades e a função de cada proteína.

amina - substância química no corpo cuja estrutura é semelhante à do amoníaco; uma família de hormonas (medula suprarrenal - epinefrina e norepinefrina) ou neurotransmissores no cérebro (dopamina, norepinefrina, epinefrina, serotonina).

amiloide - a substância proteica extracelular que se deposita na amiloidose. Trata-se de um material ceroso, amorfo, eosinofílico, semelhante à hialina, que exibe birrefringência vermelho-verde sob luz polarizada quando corado com vermelho Congo. Os depósitos amilóides são compostos por fibrilhas rectas, não ramificadas, com um diâmetro de 7,5 a 10 nm e um comprimento indefinido. Cada fibrila é composta por cadeias polipeptídicas idênticas dispostas em folhas empilhadas beta-pregueadas antiparalelas (é isto que confere a birrefringência caraterística à luz polarizada). Existem várias proteínas precursoras que são depois depositadas no tecido sob a forma de amiloide; por exemplo, cadeia leve amiloide (AL) - um componente da imunoglobulina, ocorre no mieloma múltiplo; proteína associada à amiloide (AA) - derivada da proteína do fígado, ocorre na amiloidose sistémica reactiva; amiloide familiar (AF) - transtirretina anormal.

amiloidose - grupo de doenças de etiologia diversa caracterizadas pela acumulação de proteínas fibrilares insolúveis (amiloide) em vários órgãos e tecidos do corpo - eventualmente a função do órgão fica comprometida. Os estados de doença associados podem ser inflamatórios, hereditários ou neoplásicos e a deposição pode ser local, generalizada ou sistémica.

analgesia (analgésico) - ausência de dor; eliminação da dor.

anafilaxia - reação imunológica (alérgica) imediata iniciada pela combinação de um antigénio (alergénio) com um anticorpo citófilo dos mastócitos (principalmente IgE). anafilático (adj) - como em choque anafilático - dificuldade respiratória potencialmente fatal, colapso vascular e choque; manifesta uma sensibilidade extremamente grande a uma proteína ou outro material estranho.

anaplasia - perda de diferenciação das células e da sua orientação entre si e em relação à sua estrutura e vasos sanguíneos.

anastomose - ligação entre dois vasos sanguíneos ou tubos.

anencefalia - desenvolvimento marcadamente defeituoso do cérebro, hemisférios cerebrais ausentes ou reduzidos a pequenas massas, juntamente com a ausência dos ossos do crânio.

aneurisma - um balonamento da parede de um vaso sanguíneo ou de uma câmara cardíaca devido a um enfraquecimento da parede por doença ou lesão.

angina - dor espasmódica, asfixiante ou sufocante. a. pectoris, dor paroxística no peito que se irradia frequentemente para os braços;

geralmente devida a uma interferência no fornecimento de oxigénio ao músculo cardíaco; frequentemente precipitada por excitação ou esforço.

angiogénese - a formação de novos vasos sanguíneos.

anomalia - uma irregularidade ou desvio do normal; uma estrutura anormal.

anticorpo - uma molécula de imunoglobulina que reage com um antigénio específico que induziu a sua síntese. Sintetizado por linfócitos B que foram activados pela ligação de um antigénio a um recetor de superfície celular.

Antigénio - qualquer substância, quase sempre uma proteína, normalmente não presente no organismo que, quando introduzida no organismo, estimula uma resposta imunitária específica e a produção de anticorpos.

afasia - perda parcial ou total da capacidade de falar, escrever ou compreender a linguagem falada ou escrita, resultante de danos cerebrais provocados por lesões ou doenças.

apneia - falta de respiração.

apócrino - forma de secreção em que uma porção do citoplasma deixa a célula juntamente com o produto da secreção.

apoptose - morte celular programada (cuidadosamente orquestrada por genes e produtos de genes que activam ou desactivam a via para a morte celular); fragmentação da célula em partículas ligadas à membrana que são eliminadas por fagocitose; do grego para "cair".

arritmia(s) - batimento cardíaco irregular.

Ascite - acumulação de líquido seroso na cavidade abdominal.

assintomático - que não produz ou não apresenta sintomas.

ataxia - falha na coordenação muscular; incapacidade de coordenar os movimentos musculares, o que resulta em solavancos e incoordenação.

ATP - trifosfato de adenosina. Uma substância química muito importante no metabolismo energético da célula.

atrofia - definhamento; diminuição do tamanho e da função de uma célula, tecido, órgão ou parte.

atípico - invulgar, não caraterístico.

auscultação - auscultação dos sons do corpo; pode ser efectuada com o ouvido desarmado ou com um estetoscópio.

B

bacteriémia - presença de bactérias no sangue.

benigno - não maligno; não recorrente; favorável à recuperação.

bifurcação - a divisão de um tubo ou vaso em dois ramos ou canais.

birrefringente - birrefringência; a qualidade de transmitir a luz de forma desigual em diferentes direcções.

biópsia - remoção e exame, geralmente microscópico, de tecido do corpo vivo, efectuado para estabelecer um diagnóstico preciso

bradicardia - ação cardíaca anormalmente lenta.

bronquiectasia - dilatação crónica dos brônquios. Pode afetar o tubo de forma uniforme ou ocorrer em bolsas irregulares.

Brônquio - uma das grandes passagens que transportam o ar para os pulmões e no interior dos mesmos.

broncoscópio - instrumento utilizado para inspecionar o interior da traqueia e da árvore brônquica para efetuar manobras de diagnóstico (recolha de amostras para cultura e biopsia) ou terapêuticas (remoção de um objeto estranho).

broncoscopia - exame dos brônquios através de um broncoscópio.

BUN - azoto ureico no sangue: concentração de ureia no soro ou no plasma, especificada em termos de teor de azoto; um importante indicador da função renal. (A ureia é o principal produto final azotado do metabolismo das proteínas, formado no fígado a partir de aminoácidos e de compostos de amoníaco).

C

caquexia - perda extrema de peso e perda de massa corporal associada a uma doença grave.

cálculo - uma pedra que se desenvolve no corpo, por exemplo, no rim ou na bílis (não é o ramo da matemática!)

carbúnculo - infeção profunda da pele e dos tecidos subcutâneos que produz pus.

carcinogéneo - uma substância que provoca cancro.

cardi(o) - do coração.

cardiomegalia - hipertrofia (aumento) do coração.

cárie - destruição do osso ou dos dentes.

caseoso - "queijoso" ou "semelhante a queijo". Como na necrose caseosa - morte celular caraterística de certas inflamações (por exemplo, tuberculose) em que o tecido afetado apresenta a consistência quebradiça e a qualidade opaca e baça do queijo. Baseado na caseína - a principal proteína do leite, a base da coalhada e do queijo.

catarro - inflamação de uma membrana mucosa com aumento do fluxo de muco. catarral (adj.)

caudal - situado em direção ou pertencente à cauda; em direção à extremidade inferior ou posterior do corpo.

celulite - inflamação do tecido mole ou conjuntivo em que um exsudado fino e aquoso se espalha pelos espaços do tecido.

cefálico - relativo à cabeça, ou à extremidade anterior do corpo.

Quimiotaxia - movimento de células ou organismos em resposta a estímulos químicos.

colangite - inflamação de um ducto biliar ou de toda a árvore biliar.

cholecyst - a vesícula biliar.

colelitiase - presença de concreções ("cálculos biliares") na vesícula biliar ou nos canais biliares.

crónica - doença com início lento, manifestações ligeiras mas contínuas e efeitos duradouros e frequentemente progressivos.

ciliados - os cílios são pequenas estruturas semelhantes a pêlos que ajudam a transportar secreções ao longo da superfície de uma célula.

NIC - neoplasia intra-epitelial cervical; uma das terminologias utilizadas para descrever alterações pré-cancerosas ou displásicas nas células epiteliais cervicais...

CIS - carcinoma in situ; uma neoplasia em que as células tumorais estão ainda confinadas ao epitélio de origem sem invasão da membrana basal (presume-se que a probabilidade de crescimento invasivo subsequente é elevada)...

baqueteamento - proliferação de tecidos moles à volta das extremidades (falanges terminais) dos dedos das mãos e dos pés.

CMV - citomegalovírus.

coagular - fazer coagular ou tornar-se coagulado; converter um fluido ou uma substância em solução num sólido ou num gel. coagulativo (adj.) como em necrose coagulativa - um tipo de necrose em que as células ou os tecidos afectados são convertidos numa massa eosinofílica seca, baça e homogénea, sem núcleos, em resultado da coagulação das proteínas.

colaterais (fornecimento de sangue) - novos vasos que se desenvolvem após uma interrupção crónica do fornecimento de sangue.

colposcópio - um espéculo para examinar a vagina e o colo do útero com uma lente de aumento. (colposcopia é o procedimento).

congestão - acumulação anormal de sangue ou de líquido numa parte (por exemplo, de sangue - congestão passiva - obstrução da saída de sangue de uma parte (como no fígado); congestão pulmonar - ingurgitamento dos vasos pulmonares, com transudação de líquido para os espaços alveolar e intersticial).

colunar (células) - refere-se a uma forma de células que frequentemente revestem ductos ou glândulas no corpo.

coma - estado de inconsciência profunda do qual não se consegue sair.

congénita - presente à nascença; a causa pode ser genética ou não genética (infecciosa, química, física).

Vermelho Congo - corante específico para a deteção de fibrilhas amilóides. As proteínas com uma estrutura de folha pregueada beta apresentam birrefringência vermelho-verde sob luz polarizada.

contralateral - o lado oposto do corpo.

contusão - uma contusão; uma lesão de uma parte sem rutura da pele, caracterizada por inchaço, descoloração e dor.

cor pulmonale - insuficiência cardíaca do lado direito que ocorre em consequência de uma doença pulmonar de longa duração.

creatina - um aminoácido; encontra-se no músculo. A creatina fosforilada é uma forma importante de armazenamento de fosfato de alta energia = fosfato de creatina ou fosfocreatina. Fonte de energia para a contração muscular.

creatina quinase - uma enzima que catalisa a fosforilação da creatina pelo ATP para formar fosfocreatina. Apresenta-se sob a forma de três isozimas (específicas do cérebro, do músculo cardíaco e do músculo esquelético, respetivamente). Cada isozima tem dois componentes compostos por subunidades musculares (M) e cerebrais (B) - a CK1 (BB) encontra-se principalmente no cérebro, a CK2 (MB) no músculo cardíaco e a CK3 (MM) principalmente no músculo esquelético. A determinação diferencial das isozimas é utilizada no diagnóstico clínico.

cribiforme - perfurado, com padrão semelhante a uma peneira.

cruciforme - com a forma de uma cruz.

criptorquídeo - pessoa com testículos não descidos.

criptorquidia (criptorquidismo) - ausência de descida de um ou de ambos os testículos para o escroto.

TC (tomografia computorizada) - técnica radiológica sofisticada que produz uma imagem pormenorizada das estruturas internas do corpo. Também CAT - tomografia axial computorizada.

cianose - descoloração azulada da pele, lábios, leitos das unhas ou membranas mucosas devido a concentrações excessivas de hemoglobina reduzida no sangue e, consequentemente, a uma oxigenação deficiente do sangue. cianótico (adj.).

quisto - qualquer cavidade ou saco fechado revestido de epitélio, normal ou anormal, geralmente contendo material líquido ou semi-sólido; uma bexiga.

cistectomia - remoção de um quisto; remoção ou ressecção da bexiga.

citologia - o estudo das células, da sua origem, estrutura, função e patologia; o exame microscópico das células como meio de detetar malignidade e alterações microbiológicas. As células podem ser obtidas por aspiração, lavagem, esfregaço ou raspagem.

citotoxina - (citotóxico = adj.), uma toxina ou anticorpo com uma ação tóxica específica sobre as células de órgãos especiais.

D

DES - dietilistilbestrol; um estrogénio sintético não esteroide; as mulheres expostas a ele no útero estão sujeitas a um risco acrescido de carcinoma vaginal e cervical...

degenerativa - deterioração progressiva e frequentemente irreversível.

diálise - procedimento através do qual é utilizada uma máquina para substituir as funções renais em doentes com rins doentes.

diapedese - a passagem de leucócitos (glóbulos brancos) através das paredes capilares para o local da inflamação.

diaforese - transpiração, especialmente transpiração abundante.

diferenciação - a distinção entre uma coisa e outra; o ato ou processo de adquirir caracteres completamente individuais; aumento da heterogeneidade morfológica ou química.

dilatação - o ato de dilatar ou esticar.

dilatação - a condição de ser esticado para além das dimensões normais, geralmente numa estrutura tubular ou numa abertura.

diurese - quantidade excessiva de urina; diurético - produz um aumento da quantidade de urina.

divertículo (diverticula = pl) - bolsa ou saco que ocorre normalmente ou é criado pelo abaulamento de uma membrana através de um defeito no revestimento muscular de um órgão tubular, como o intestino.

diverticulose - a presença de divertículos.

diverticulite - inflamação de um divertículo, especialmente dos divertículos da parede do cólon que se enchem de matéria fecal e ficam inflamados. Pode causar hemorragia ou obstrução ou pode rebentar.

ducto - uma passagem com paredes bem definidas, especialmente uma estrutura tubular para a passagem de excreções ou secreções.

dismenorreia - menstruação dolorosa.

disfagia - dor ou dificuldade em engolir.

displasia - anormalidade do desenvolvimento; em patologia, alteração do tamanho, forma e organização das células adultas.

dispneia - respiração difícil ou penosa.

disritmia - ritmo cardíaco defeituoso; ver também arritmia.

E

equimose - pequena mancha hemorrágica na pele ou na mucosa, maior do que a apetecia, formando uma mancha azulada ou arroxeada, não elevada, arredondada ou irregular. equimoses, pl.

ectasia - dilatação, expansão ou distensão. Por exemplo, ectasia do ducto = dilatação do ducto obstruído com secreção, acompanhada de infiltrado inflamatório periductal e intersticial.

ectópico - fora do lugar; um objeto ou órgão situado num lugar invulgar, fora da sua posição normal.

edema - acumulação de excesso de líquido nos espaços intercelulares ou intersticiais dos tecidos ou nas cavidades do corpo.

eferente - que se afasta do centro, por exemplo, as fibras nervosas eferentes transportam impulsos motores para os músculos.

efusão(ões) - a fuga de um fluido para uma parte; o material efundido (ver exsudado).

eletrólito - um composto que, quando dissolvido em água, se separa em partículas carregadas. Os electrólitos desempenham um papel essencial no funcionamento das células, mantendo o equilíbrio dos fluidos e o equilíbrio ácido-base.

êmbolo (emboli, pl.) - massa intravascular sólida, líquida ou gasosa que é transportada pelo sangue para um local distante do seu ponto de origem, obstruindo assim o fluxo de sangue. A maioria (99%) tem origem em trombos (tromboembolismo). embolia - obstrução ou bloqueio súbito de um vaso por um êmbolo.

emese - o ato de vomitar.

empiema - acumulação de pus numa cavidade corporal.

encefalite - inflamação do cérebro.

endocardite - inflamação do endocárdio.

endocárdio - a túnica mais interna do coração (inclui tecido conjuntivo endotelial e subendotelial).

endógeno - proveniente do interior do organismo.

endometriose - presença de glândulas benignas e estroma uterino (elementos de tecido conjuntivo) fora do útero.

endoscópio - um instrumento para examinar visualmente o interior de um órgão oco, como o cólon, o intestino ou a bexiga; a endoscopia é o procedimento.

enzima - uma substância, normalmente uma proteína, que inicia e acelera uma reação química.

eosina - qualquer um de uma classe de corantes cor-de-rosa; derivados bromados da fluoresceína; utilizados em histologia como corante

epicanto (epicanthal, adj.) - uma prega vertical de cada lado do nariz; uma caraterística normal em pessoas de certas raças, mas ausente noutras.

epidemiologia - o estudo das relações entre os vários factores que determinam a frequência e a distribuição das doenças na comunidade humana; também o campo da medicina que trata da determinação das causas específicas de surtos localizados de infeção, envenenamento ou outra doença de etiologia reconhecida.

epigástrio - a região superior e média do abdómen, situada no ângulo esternal. epigástrico é o adjetivo.

eritema - vermelhidão difusa ou irregular da pele, branqueamento à pressão, devido à congestão dos capilares cutâneos.

eritrócito(s) - glóbulo(s) vermelho(s) do sangue.

etiologia - (etiológico, etiológico = adj.) a ciência que trata das causas das doenças.

excisão - cortar; excisão - o ato de cortar.

exógeno - proveniente do exterior do organismo.

exsudado - um fluido com uma elevada concentração de proteínas e detritos celulares que escapou dos vasos sanguíneos e se depositou nos tecidos ou nas superfícies dos tecidos, normalmente em resultado de uma inflamação.

F

facies - o rosto; ou a expressão ou aparência do rosto.

fibrilhação - Contração muscular pequena, local e involuntária, devida à ativação espontânea de células musculares isoladas ou de fibras musculares cujo fornecimento nervoso foi danificado ou cortado. Ver também fibrilhação ventricular.

fibrina - uma proteína insolúvel essencial para a coagulação do sangue, derivada do fibrinogénio; um componente de trombos, vegetações e exsudados inflamatórios agudos.

fibrinogénio - um fator de coagulação.

fibrinóide - semelhante à fibrina; um material eosinofílico, homogéneo e proteico que se forma frequentemente nas paredes dos vasos sanguíneos e no tecido conjuntivo em alguns doentes (por exemplo, lúpus eritematoso disseminado, esclerodermia, etc.). necrose fibrinóide - resulta em depósitos acidófilos (eosinofílicos) com reacções de coloração que se assemelham à fibrina no tecido conjuntivo, nas paredes dos vasos sanguíneos e noutros locais.

fibrose - formação de tecido fibroso, geralmente para reparação ou substituição de elementos celulares.

fistula (fistulas, fistulae, pl.) - passagem ou comunicação anormal de um órgão para outro ou de um órgão interno para a superfície do corpo; pode ser causada por doença ou lesão ou criada cirurgicamente.

friável - facilmente desintegrável.

G

gangrena - necrose devida à obstrução, perda ou diminuição do fornecimento de sangue.

glomerulonefrite - nefrite com inflamação das alças capilares nos glomérulos renais.

granuloma - termo aplicado a qualquer pequeno agregado nodular de células inflamatórias mononucleares ou a uma coleção de macrófagos modificados que se assemelham a células epiteliais, células gigantes e outros macrófagos (geralmente rodeados por uma borda de linfócitos).

Giro - (gyri = pl.), uma das convoluções da superfície do cérebro causada pelo desdobramento do córtex.

H

hamartoma - nódulo benigno semelhante a um tumor, composto por um crescimento excessivo de células e tecidos maduros normalmente presentes na parte afetada, mas com desorganização e frequentemente com predominância de um elemento.

hematemese - vómito de sangue.

hematoquezia - presença de sangue vermelho nas fezes.

hematoma - uma massa localizada de sangue, geralmente coagulado, preso num órgão, espaço ou tecido, resultante de uma rutura na parede de um vaso sanguíneo.

hematoxilina - matéria de coloração ácida do cerne; utilizada como corante histológico - cora os núcleos .

H & E - hematoxilina & eosina - uma mistura de hematoxilina em água destilada e uma solução aquosa de eosina; uma coloração utilizada por rotina para o exame de tecidos.

hematúria - presença de sangue na urina.

hemianopia - perda de visão ou cegueira em metade do campo visual de um ou ambos os olhos.

hemiparesia - fraqueza num dos lados do corpo.

hemiplegia - paralisia de um lado do corpo.

hemoglobina - o pigmento transportador de oxigénio dos glóbulos vermelhos (eritrócitos). É uma proteína conjugada que contém quatro grupos heme e globina. Uma molécula de hemoglobina contém 4 cadeias polipeptídicas de globina - designadas alfa, beta, gama e delta. No adulto, predomina a hemoglobina A (alfa2, beta2).

hemólise - libertação de hemoglobina, que consiste na separação da hemoglobina dos glóbulos vermelhos e no seu aparecimento no plasma.

hemoptise - cuspidela de sangue ou de expetoração com manchas de sangue.

hemorragia - sangramento; saída de sangue dos vasos sanguíneos. hemorrágico (adj.)

hemossiderina - um produto da decomposição da hemoglobina, que se encontra principalmente a nível intercelular em áreas de hemorragia antiga.

hemostase - paragem da hemorragia através das propriedades fisiológicas da vasoconstrição e da coagulação ou por meios cirúrgicos; interrupção do fluxo sanguíneo através de qualquer vaso ou para qualquer área anatómica.

hepatomegalia - aumento do fígado.

hérnia - protrusão de uma porção de um órgão ou tecido através de uma abertura anormal.

hilo ou hilo (hila = pl.) - a parte de um órgão por onde entram e saem os vasos sanguíneos e os nervos.

VIH - vírus da imunodeficiência humana; o agente biológico que causa a SIDA (síndrome da imunodeficiência adquirida).

HPV - vírus do papiloma humano; os subtipos têm sido associados ao desenvolvimento de cancro do colo do útero.

hidrocefalia - doença congénita ou adquirida marcada por uma dilatação dos ventrículos cerebrais, geralmente secundária a uma obstrução das vias do líquido cefalorraquidiano (LCR) e acompanhada por uma acumulação de LCR no interior do crânio; h. ex vacuo, substituição compensatória pelo líquido cefalorraquidiano do volume de tecido perdido na atrofia do cérebro.

hidrossalpinge - acumulação de líquido seroso na trompa de Falópio.

hiperemia - um excesso de sangue numa parte.

hiperplasia - um aumento controlado do número de células normais numa disposição normal num órgão ou tecido, causando um aumento correspondente da massa do tecido.

hipersensibilidade - um estado de reatividade alterada em que o corpo reage com uma resposta imunitária exagerada a um agente estranho.

hipertensão - pressão arterial elevada. Foram sugeridos vários critérios para o seu limiar, que vão desde 140 mm Hg sistólica e 90 mm Hg diastólica até 200 mm Hg sistólica e 110 mm Hg diastólica.

hipertrofia - aumento do tamanho de uma célula individual, o que, por sua vez, leva a um aumento da massa do tecido/tamanho do órgão.

hipoecóico - em ultrassonografia, que emite poucos ecos ou ecos mais fracos do que o tecido normal ou do que nas regiões circundantes.

hipoplasia - desenvolvimento incompleto ou subdesenvolvimento de um tecido, geralmente devido a uma diminuição do número de células.

Hipotensão - pressão arterial baixa. Hipovolemia - diminuição do volume sanguíneo.

Hipóxia - fornecimento reduzido de oxigénio aos tecidos (abaixo dos níveis fisiológicos) apesar da perfusão sanguínea normal.

histerectomia - remoção cirúrgica do útero.

I

iatrogénico - resultante da atividade dos médicos; geralmente utilizado para qualquer condição adversa num doente resultante do tratamento por um médico ou cirurgião. Derivado de iatr(o) (Gr) - medicina, médico. iatric - relativo à medicina ou a um médico.

idiopática - que ocorre sem causa conhecida.

Íleo - a porção distal do intestino delgado, que se estende do jejuno ao ceco.

íleo - uma obstrução intestinal.

indurado - endurecido, firme.

enfarte - área localizada de necrose isquémica produzida pelo bloqueio do fornecimento arterial ou da drenagem venosa da peça.

enfarte - a formação de um enfarte; enfarte agudo do miocárdio (EAM) - a circulação para uma região do coração está obstruída e ocorre necrose do tecido.

in situ - significa "no seu local original"; pode ser utilizado para descrever um cancro (por exemplo, carcinoma in situ) ou para referir experiências realizadas no local (por exemplo, hibridação in situ).

Inspiração - secagem; em secções histológicas, as secreções inspiradas aparecem como material denso, amorfo e profundamente corado no lúmen dos ductos ou glândulas.

intussusceção - quando um segmento de uma parte do intestino se torna telescópico para uma parte imediatamente adjacente.

ipsilateral - do mesmo lado do corpo.

isquemia - (ischemic = adj.), deficiência de sangue numa parte, geralmente devido a constrição funcional ou obstrução ou bloqueio efetivo de um vaso sanguíneo.

J

iterícia - amarelecimento da pele, esclerótica, membranas mucosas e excreções devido ao aumento da bilirrubina no sangue e à deposição de pigmentos biliares.

K

cariólise - a dissolução do núcleo - o núcleo incha e perde gradualmente a sua cromatina.

cariorrexe - rutura do núcleo da célula em que a cromatina se desintegra em grânulos sem forma que são expelidos da célula.

cariótipo (cariotipagem) - constituição cromossómica do núcleo da célula; representação fotográfica dos cromossomas para análise.

queratoconjuntivite - inflamação da córnea e da conjuntiva.

cifose - convexidade anormalmente aumentada na curvatura da coluna torácica, vista de lado.

L

lacuna (lacunae = pl) - um pequeno espaço ou depressão; por exemplo, no osso, as lacunas são cavidades no tecido ósseo onde se encontram as células formadoras de osso.

leptomeninges - as duas membranas delicadas das meninges, a aracnoide e a pia-máter.

leucócito(s) - glóbulo(s) branco(s) do sangue.

leucocitose - aumento transitório do número de glóbulos brancos (leucócitos), devido a várias causas.

leucoplasia - uma mancha branca da mucosa oral que não pode ser limpa.

liquefação - conversão numa forma líquida.

necrose liquefactiva - tipo de necrose caracterizada por restos de tecido opacos, opacos, parcial ou totalmente fluidos, observados em abcessos e frequentemente em enfartes cerebrais.

lúmen - abertura, por exemplo, de um vaso sanguíneo através do qual o sangue flui, ou numa glândula ou órgão.

Doença de Lyme - uma doença multissistémica que pode afetar a pele, as articulações e o sistema nervoso. Causada por uma bactéria transportada por certos tipos de carraças (mais comummente encontradas em áreas do nordeste dos EUA).

linfadenopatia - doença dos gânglios linfáticos.

M

maligno - de tumores, com as propriedades de anaplasia, invasividade e metástase.

mastectomia - remoção da mama.

melena - sangue negro nas fezes; a fonte de sangue provém normalmente do estômago ou do duodeno e é, por isso, afetada por enzimas digestivas que decompõem o sangue e criam o seu aspeto negro.

menarca - o primeiro período menstrual, que ocorre geralmente durante a puberdade.

meninges - plural de meninge; qualquer membrana, mas especificamente as três coberturas membranosas do cérebro e da medula espinal (dura-máter, aracnoide e pia-máter).

meningite - inflamação das meninges.

menorragia - hipermenorreia ou menstruação abundante.

menorreia - o corrimento normal da menstruação.

menstruação - fluxo mensal de sangue do trato genital de uma mulher.

metaplasia - a alteração do tipo de células adultas de um tecido para uma forma anormal para esse tecido

metástase - (metástases = pl.; metastático = adj), transferência de doença de um órgão ou parte do corpo para outro não diretamente ligado a ele, devido à transferência de organismos patogénicos ou à transferência de células; todos os tumores malignos são capazes de metastizar. Crescimento de microrganismos patogénicos ou de células anormais, distante do local primariamente envolvido pelo processo mórbido.

metrorragia - hemorragia uterina contínua ou não cíclica.

morbilidade - a condição de estar doente ou doente; a taxa de "doentes", ou seja, o rácio de pessoas doentes em relação a pessoas saudáveis numa comunidade.

mortalidade - a qualidade de ser mortal ou vivo; a taxa de "mortalidade", ou seja, o número de pessoas que morrem numa determinada população.

miócito(s) - (a) célula(s) muscular(es).

Mioepitélio - células achatadas a estreladas, que se crê serem contrácteis, que se encontram em muitas formas de glândulas secretoras externas entre as células secretoras e a membrana basal sobre a qual se encontram.

miomectomia - remoção cirúrgica de um mioma (um tumor benigno de elementos musculares).

mixoma (mixomatoso = adj.) - neoplasia benigna derivada do tecido conjuntivo; ocorre no osso, na pele e no músculo; no músculo cardíaco pode invadir a cavidade de um átrio.

N

narinas - as narinas; as aberturas externas da cavidade nasal.

necrose - as alterações morfológicas indicativas de morte celular causada por degradação enzimática progressiva.

neoplasia - a formação de uma neoplasia.

neoplasia - tumor; qualquer crescimento novo ou anormal, especificamente aquele em que a multiplicação celular é descontrolada. As neoplasias podem ser benignas ou malignas.

neutropenia - diminuição do número de neutrófilos no sangue.

neutrófilo - leucócito granular com um núcleo com 3 a 5 lóbulos ligados por fios de cromatina e citoplasma contendo grânulos muito finos; qualquer célula, estrutura ou elemento facilmente corável com corantes neutros.

nitroglicerina - quando composta em comprimidos, utilizada no tratamento e prevenção da angina de peito. Utilizada por via sublingual (debaixo da língua). Um vasodilatador.

O exame de *RMN* (ressonância magnética nuclear) - ou mais vulgarmente designado por MRI (imagem por ressonância magnética) - é uma técnica radiológica sofisticada que permite obter uma imagem pormenorizada das estruturas internas do corpo.

noctúria - micção excessiva durante a noite.

nosocomial - pertencente a ou originário de um hospital.

O

obtundar - embotar ou embotar (especialmente para embotar a sensação ou embotar a dor), ou para reduzir o estado de alerta; obtundação - turvação da consciência.

oclusão - fecho ou encerramento, por exemplo, o encerramento de um vaso sanguíneo por um bloqueio da abertura.

oculto - não visível a olho nu ou escondido da vista.

Oil-red-O - (Solvent red 27; M.W. 409) - Membro da família dos corantes azóicos utilizados para identificar lípidos neutros e ácidos gordos em esfregaços e tecidos. O cromóforo é o grupo azo (-N=N-) que liga dois anéis aromáticos. Esta substância colorida e não polar dissolve-se nos lípidos e torna-os visíveis ao microscópio. São necessários esfregaços frescos ou secções de tecido em criostato, uma vez que os fixadores que contêm álcoois ou o processamento de rotina dos tecidos com descoloração removem os lípidos. Um agente mais útil para colorir todos os tipos de lípidos é o Sudan black B.

oligohidrâmnios - demasiado pouco líquido amniótico.

oligúria - diminuição da produção de urina em relação à ingestão de líquidos.

oncogene(s) - que dá origem a tumores ou provoca a formação de tumores; genes que contribuem para a formação de tumores.

organelos - estruturas intracelulares minúsculas que desempenham uma função específica nos processos vitais da célula.

ortotópico - que ocorre no local normal.

osteoartrite - doença degenerativa da cartilagem articular.

osteoporose - uma doença comum da formação óssea que conduz a ossos frágeis e a fracturas.

P

paralisia - paralisia; por exemplo, paralisia cerebral = perturbações motoras persistentes em crianças pequenas resultantes de lesões cerebrais causadas por traumatismos de nascimento ou por patologia intra-uterina.

Esfregaço de Papanicolaou - amostra para exame microscópico de células para deteção de várias doenças do trato genital feminino (por exemplo, doenças malignas e pré-malignas), preparada através do espalhamento do material numa lâmina.

paraparesia - fraqueza que afecta as extremidades inferiores.

paraplegia - paralisia dos membros inferiores.

parênquima (parenchymal = adj.) - o tecido essencial (de trabalho) de um órgão, distinto do tecido conjuntivo de suporte, dos vasos, dos nervos, etc.

paresia - paralisia ligeira ou parcial.

parestesia - qualquer sensação anormal, como ardor, formigueiro ou sensação de "alfinetes e agulhas", frequentemente na ausência de estímulos externos.

paroxística - "ataques súbitos" recorrentes de sintomas.

Patologia - ramo da medicina que se ocupa da natureza essencial da doença e das alterações dos tecidos e órgãos do corpo que causam ou são causadas pela doença; as manifestações estruturais e funcionais da doença.

agente *patogénico* - um microrganismo ou agente causador de doenças.

patogénese - o desenvolvimento da doença; especificamente os acontecimentos e reacções celulares e os mecanismos que ocorrem no desenvolvimento da doença.

patognomónico - caraterístico ou indicativo de uma doença; denota sintomas ou achados específicos de uma determinada doença e que não se encontram em nenhuma outra condição.

péptido - uma proteína com um pequeno número de aminoácidos.

perfusão - transporte de sangue através dos vasos sanguíneos do coração para os órgãos internos, tecidos, etc.

pericardite - inflamação do pericárdio - o saco que envolve o coração e as raízes dos grandes vasos.

pericárdio (perikarya = pl) - o corpo celular; aplica-se particularmente aos neurónios.

periorbita - periósteo dos ossos da órbita ou da cavidade ocular. periorbital, adj.

periósteo - tecido conjuntivo especializado que cobre todos os ossos e tem potencial de formação óssea.

peristaltismo - uma onda de contracções e relaxamentos do trato digestivo que impele o seu conteúdo para o ânus.

peritoneu - a membrana que reveste as paredes das cavidades abdominal e pélvica e que envolve os órgãos contidos; as duas camadas criam um espaço potencial - a cavidade peritoneal.

peritonite - inflamação do peritoneu devido a irritação química ou bacteriana.

petéquia(e) - mancha(s) vermelha(s) minúscula(s) devida(s) à fuga de uma pequena quantidade de sangue. petequial, adj.

DIP - doença inflamatória pélvica.

pleura (pleural = adj.) - a membrana serosa que cobre os pulmões e reveste as paredes da cavidade torácica; as duas camadas encerram assim um espaço potencial - a cavidade pleural.

derrame pleural - aumento da quantidade de líquido na cavidade pleural, geralmente devido a uma inflamação.

pleurite - inflamação da pleura.

PMN - leucócito polimorfonuclear; neutrófilo.

poliarterite - inflamação que envolve várias artérias ao mesmo tempo.

polimorfonuclear - com um núcleo tão profundamente lobulado ou tão dividido que parece múltiplo.

pólipo - termo geral para qualquer massa de tecido que se projecta para fora de uma superfície normalmente lisa.

primípara - uma mulher que deu à luz o seu primeiro filho.

prognóstico - previsão da evolução e do resultado provável de uma doença.

proteinúria - um excesso de proteínas séricas na urina.

profilaxia - prevenir doenças; tratamento preventivo.

proteólise - a quebra de proteínas.

prurido - comichão intensa.

pseudo-hermafroditismo - condição em que uma pessoa tem os órgãos sexuais internos (testículos ou ovários) de um sexo mas, devido a anomalias endócrinas, a sua aparência externa é a do sexo oposto. Contrasta com o hermafroditismo verdadeiro, em que ambos os tipos de órgãos sexuais internos estão presentes.

psicogénico - que tem uma origem emocional ou psicológica.

puerperal - relativo ao parto; o intervalo que inclui o tempo de trabalho de parto e o período pós-parto recente.

púrpura - uma pequena hemorragia na pele, mucosa ou superfície serosa; um grupo de doenças caracterizadas pela presença de lesões purpúricas, equimoses e uma tendência para se magoar facilmente. purpúrico, adj.

pus - um produto líquido inflamatório rico em proteínas, constituído por células (glóbulos brancos ou leucócitos), um líquido fino e detritos celulares.

picnose - espessamento, especialmente degeneração de uma célula em que o núcleo diminui de tamanho e a cromatina condensa-se numa massa sólida e sem estrutura.

piogénico - que produz pus.

Piotórax - acumulação de pus no tórax. Ver também empiema.

pirexia - febre ou estado febril.

pirogénio - substância que provoca febre. pirogénico (adj.).

Q

quadriplegia - paralisia dos quatro membros, incapacidade de utilizar os braços e as pernas.

R

regurgitação - fluxo na direção oposta à normal, por exemplo, a dejeção de alimentos não digeridos; refluxo de sangue através de uma válvula cardíaca defeituosa.

recaída - regresso a uma situação anterior de pobreza ou doença.

reperfusão - inundação do tecido com sangue depois de este ter sofrido isquémia ou perda de fornecimento de sangue.

artrite reumatoide - uma doença inflamatória crónica comum que causa principalmente dores nas articulações.

rinite - inflamação da mucosa nasal.

S

sangíneo - sangrento; relativo ao sangue.

esclerose - endurecimento anormal dos tecidos.

escorbuto - uma doença causada pela ingestão insuficiente de vitamina C.

Velocidade de sedimentação (ESR/ZSR) - teste não específico que mede a sedimentação de glóbulos vermelhos por unidade de tempo numa coluna de sangue fresco - uma medida aproximada de quantidades aumentadas de fibrinogénio e globulina que podem ocorrer em certos estados patológicos ou fisiológicos (por exemplo, ataques cardíacos, cancro, gravidez). VSG = velocidade de sedimentação de eritrócitos.

crise - um ataque; o aparecimento súbito ou a recorrência de uma doença ou de certos sintomas, por exemplo, um ataque epilético, uma convulsão.

sépsis - presença de bactérias (organismos patogénicos) ou das suas toxinas no sangue ou nos tecidos.

sequela(s) - consequência(s) que se segue(m) a uma doença.

choque - perturbação súbita do equilíbrio mental; perturbação hemodinâmica e metabólica profunda caracterizada pela incapacidade do sistema circulatório de manter uma perfusão adequada dos órgãos vitais.

sinal - uma indicação objetiva ou evidência de doença descoberta no exame de um doente. Contrastar com sintoma.

SIL - squamous intraepithelial lesion (lesão intra-epitelial escamosa); uma das terminologias utilizadas para descrever alterações pré-cancerosas ou displásicas nas células epiteliais cervicais.

espasmo - contração muscular súbita, violenta e involuntária; aperto súbito de uma passagem ou de um canal. espástico - caracterizado por espasmos ou outras contracções descontroladas dos músculos esqueléticos; os músculos estão rígidos e os movimentos são estranhos. espasticidade - condição caracterizada por espasmos.

esplenomegalia - aumento do baço.

escamosas (células) - tipo de célula frequentemente observado em áreas expostas a irritação ou trauma significativos - por exemplo, a pele.

estadiamento - determinação de fases ou períodos distintos no curso de uma doença, na história de vida de um organismo ou em qualquer processo biológico; classificação de neoplasias de acordo com a extensão do tumor (por exemplo, estadiamento TMN - estadiamento de tumores de acordo com três componentes básicos: tumor primário (T), nódulos regionais (N) e metástases (M) - de 0 (indetetável) a 4).

Esteatose - degeneração gordurosa.

estenose - estreitamento ou contração de um ducto ou canal. estenoses, pl.

esteroide - uma classe de hormonas com uma estrutura química específica constituída por quatro anéis de carbono entrelaçados.

Estenose - estreitamento anormal de um ducto ou passagem.

estridor - um som respiratório áspero e agudo.

Estroma - estrutura de tecido conjuntivo de um órgão ou outra estrutura, distinta dos tecidos que desempenham a função especial do órgão.

subcutânea (s.c. ou SQ) - sob a pele.

sulco - (sulci = pl.), uma ranhura, trincheira ou sulco; em neuroanatomia, por exemplo, uma depressão ou ranhura na superfície do cérebro que separa os giros.

supuração (suppurativo = adj.) - formação ou descarga de pus.

sintoma - evidência subjectiva de doença, tal como percepcionada e comunicada por um doente.

síncope - desmaio; perda temporária de consciência devido à redução do fornecimento de oxigénio ao cérebro.

Sinóvia - o líquido transparente e viscoso segregado pela membrana sinovial e que se encontra nas cavidades articulares, bursas e bainhas dos tendões.

sinovite - inflamação de uma membrana sinovial, geralmente dolorosa, particularmente ao movimento, e caracterizada por inchaço flutuante (devido a derrame numa bolsa sinovial).

Sístole - contração do coração durante a qual o sangue é bombeado para o coração; sistólica, a pressão sanguínea nas artérias quando o coração bombeia sangue através do corpo. Também seediastólica.

T

taquicardia - batimento cardíaco anormalmente rápido.

teratogénio - uma substância ou condição que prejudica o desenvolvimento normal do embrião ou do feto no útero, causando uma anomalia congénita.

trombocitopenia - número anormalmente pequeno ou diminuição das plaquetas circulantes no sangue.

trombo - (pl. trombos), uma massa sólida formada a partir dos constituintes do sangue no interior dos vasos sanguíneos ou do coração. Os trombos que se formam na circulação arterial em movimento rápido são compostos maioritariamente por fibrina e plaquetas, com apenas alguns glóbulos vermelhos e brancos retidos.

trombose - formação inadequada ou patológica de uma massa sólida (a partir dos constituintes do sangue) num vaso sanguíneo ou num órgão.

toxina - um veneno produzido por um organismo vivo.

transitório - de curta duração, momentâneo.

troponina - uma proteína do músculo que, juntamente com a tropomiosina, forma um complexo proteico regulador que controla a interação da actina e da miosina e que, quando combinada com iões de cálcio, permite a contração muscular; quando as células do músculo cardíaco são danificadas, a troponina é libertada para a corrente sanguínea e constitui um indicador útil da morte das células cardíacas e da evidência de enfarte do miocárdio.

U

úlcera - defeito local ou escavação da superfície de um órgão ou tecido produzida pela descamação de tecido inflamatório necrótico.

ureia - o principal produto final azotado do metabolismo das proteínas, formado no fígado a partir de aminoácidos e de compostos de amoníaco; encontra-se na urina, no sangue e na linfa. Ver também BUN - azoto ureico no sangue.

uremia - um excesso de produtos finais do metabolismo das proteínas e dos aminoácidos que contêm azoto no sangue; toda a constelação de sinais e sintomas de insuficiência renal crónica.

V

vasculite - inflamação de um vaso

vasodilatador - um agente que provoca a dilatação dos vasos sanguíneos.

fibrilhação *ventricular* - contração rápida e irregular do músculo cardíaco que impede a contração coordenada do coração.

vertigem - sensação de movimento giratório ou rodopiante.

virulência - o grau de patogenicidade de um microrganismo, indicado pela gravidade da doença produzida e pela capacidade de invadir os tecidos do hospedeiro. virulento (adj.)

Vólvulo - torção de uma ansa do intestino causando uma obstrução, pode prejudicar o fornecimento de sangue resultando em enfarte.

QUESTIONÁRIO DE TERMINOLOGIA MÉDICA COM RESPOSTAS

As respostas do teste de Terminologia Médica estão destacadas.

1. Qual é o significado correto de "angio"?

a. Boca

b. Água

c. Pulmão

d. Navio*

2. Qual é a raiz da palavra "lento"?

a. Ciano(o)

b. Gastro

c. Brady*

d. Taquicardia

3. Qual é o prefixo de "acima do normal"?

a. Poli

b. Hipo

c. Hiper*

d. Mega

4. Qual é o prefixo de "abaixo"?

a. Trans

b. Semi

c. Hipo*

d. Correio

5. Qual é o sufixo correto para "movimento"?

a. Pneia

b. Osis

c. Argélia

d. Táxis*

6. O sufixo "ectomia" refere-se a?

a. Condição

b. Incisão*

c. Paralisia

d. Crescimento

7. "Febri" refere-se a

a. Boca

b. Febre*

c. Estômago

d. Azul

8. "Pele" é o significado de que palavra de raiz?

a. Derm*

b. Oro

c. Minha(o)

d. Ciano(o)

9. Uma descoloração "azulada" da pele

a. Cílio

b. Efusão

c. Edema

d. Cianose*

10. Um prefixo é;

a. Encontrado em todos os termos médicos

b. A última parte da palavra

c. O meio da palavra

d. Encontra-se no início e modifica a raiz*

11. Qual é o sufixo de "inflamação"?

a. Tomy

b. É*

c. Âmbito de aplicação

d. Osis

12. Qual é o sufixo que melhor descreve "breathing"?

a. Táxis

b. Troféu

c. Pneia*

d. Ectomia

13. Qual é o significado correto do sufixo "osis"?

a. Movimento

b. Paralisia

c. Dor

d. Condição*

14. Qual é o significado correto do sufixo "tomy"?

a. Incisão

b. Observar

c. Remoção cirúrgica*

d. Movimento

15. Qual é a raiz da palavra "órgãos reprodutores femininos"?

a. GYN*

b. GNY

c. YNG

d. NYG

16. "Tachy" refere-se a;

a. Lento

b. Médio

c. Ar

d. Rápido*

17. Qual é o prefixo de "across"?

a. Através de

b. Trans*

c. Patente

d. Respiração

18. Qual é o significado do prefixo "mega"?

a. Pequeno

b. Minúsculo

c. Lento

d. Grande*

19. O prefixo "poly" refere-se a;

a. Metade

b. Acima do normal

c. Muitos*

d. Contra

20. Qual das seguintes opções define melhor um sufixo?

a. Encontrado em todos os termos médicos

b. Encontra-se sempre no meio da palavra

c. Encontrado no final da raiz*

d. Encontrado no início da raiz

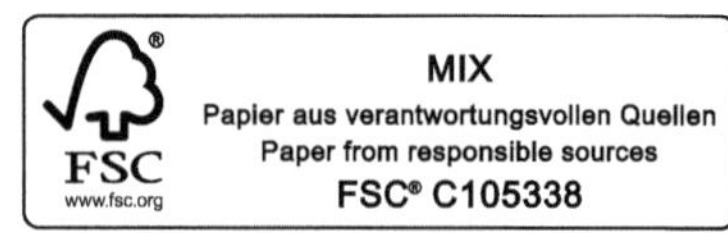

Printed by Books on Demand GmbH, Norderstedt / Germany